Effets du Ginko biloba sur la croissance fœtale et la genèse rénale chez le rat

Amber Salman
Anas Sarwar Qureshi

Effets du Ginko biloba sur la croissance fœtale et la genèse rénale chez le rat

Une étude histomorphométrique

ScienciaScripts

Imprint

Any brand names and product names mentioned in this book are subject to trademark, brand or patent protection and are trademarks or registered trademarks of their respective holders. The use of brand names, product names, common names, trade names, product descriptions etc. even without a particular marking in this work is in no way to be construed to mean that such names may be regarded as unrestricted in respect of trademark and brand protection legislation and could thus be used by anyone.

Cover image: www.ingimage.com

This book is a translation from the original published under ISBN 978-3-659-86173-4.

Publisher:
Sciencia Scripts
is a trademark of
Dodo Books Indian Ocean Ltd. and OmniScriptum S.R.L publishing group

120 High Road, East Finchley, London, N2 9ED, United Kingdom
Str. Armeneasca 28/1, office 1, Chisinau MD-2012, Republic of Moldova, Europe

ISBN: 978-620-8-34592-1

Copyright © Amber Salman, Anas Sarwar Qureshi
Copyright © 2024 Dodo Books Indian Ocean Ltd. and OmniScriptum S.R.L publishing group

LISTE DU CONTENU

DÉDICACEUR 2

RÉSUMÉ 3

CHAPITRE 1 4

CHAPITRE 2 6

CHAPITRE 3 16

CHAPITRE 4 23

CHAPITRE 5 60

CHAPITRE 6 65

RÉFÉRENCES 67

DÉDICACEUR

Cet humble effort - fruit de mes études et de mes réflexions - est dédié à *mes dignes parents, à mon mari (mon paradis) et à mes enfants, à mes frères et à ma famille* qui m'ont toujours inspirée, encouragée et soutenue pour accomplir tout cela. Je crois fermement que leurs prières m'accompagnent et m'accompagneront toujours.

RÉSUMÉ

Le but de la présente étude était d'évaluer l'influence du *Ginkgo biloba*, une plante médicinale chinoise neutracétique, sur le poids de naissance et la genèse rénale en observant les caractéristiques histomorphométriques des reins néonataux. Au total, vingt-huit rats albinos femelles adultes en gestation ont été répartis en quatre groupes A, B, C et D. Chaque groupe comptait sept femelles en gestation. *Le ginkgo biloba* a été administré par gavage oral à raison de 3,5, 7 et 14 mg/kg/jour en une seule dose aux groupes A, B et C respectivement, tandis que le groupe D a servi de contrôle et a reçu 1 ml d'eau à la place du médicament. Le médicament est administré de 8th à 20th jour de gestation, en plus de la nourriture et de l'eau *ad libitum*. Les nouveau-nés ont été recueillis immédiatement après l'accouchement, le premier jour, pesés et examinés pour détecter d'éventuelles malformations congénitales. Les paramètres morphologiques tels que la longueur de la couronne, la circonférence de la tête et la circonférence abdominale ont été mesurés à l'aide d'un ruban à mesurer. Après euthanasie, les nouveau-nés ont été disséqués, les reins ont été isolés, pesés et conservés dans un tampon neutre de formaldéhyde. Après la collecte de tous les échantillons, les paramètres morphologiques (forme, couleur, longueur et largeur) et histométriques (épaisseur corticale et médullaire, diamètres de la capsule de Bowman, des glomérules, des tubules contournés proximaux et distaux) des reins néonataux ont été observés à l'aide du système d'analyse d'images Image J® version 1.47v. Les caractéristiques histologiques des reins ont été observées au microscope optique (X400) après coloration à l'hématoxyline et à l'éosine. La comparaison entre les groupes des paramètres maternels tels que le gain de poids pendant la grossesse, la consommation quotidienne d'eau et de nourriture et tout changement locomoteur n'a pas montré de changement significatif. Aucun décès maternel ni signe de toxicité n'a été observé. La comparaison par groupe des nouveau-nés a révélé une diminution significative du poids de naissance, de la longueur de la couronne et de la circonférence de la tête chez les nouveau-nés de mères traitées à raison de 7 et 14 mg/kg/jour. Aucune malformation congénitale n'a été observée. Parmi les organes néonatals, une augmentation du poids absolu des reins néonatals a été enregistrée dans le groupe traité au *Ginkgo biloba* et dans le groupe traité à 7 et 14mg/kg/jour. Les valeurs des paramètres histométriques étudiés, à savoir l'épaisseur corticale et médullaire, n'ont pas différé de manière significative, mais le diamètre des glomérules a diminué avec l'augmentation de l'espace de Bowman, de manière dépendante de la dose. L'image histologique a montré un œdème interstitiel avec une inflammation multiple et des foyers hémorragiques. L'épithélium tubulaire est apparu spumeux avec des modifications atrophiques, plus marquées dans les tubules contournés distaux. Une fibrose légère à modérée et une congestion vasculaire peuvent également être observées.

CHAPITRE 1

INTRODUCTION

L'augmentation globale de la popularité des médicaments à base de plantes et l'assurance qu'ils représentent dans le traitement de diverses maladies ont suscité un intérêt exceptionnel pour la détermination de leurs activités biologiques (Iris *et al.*, 2011). Les produits médicinaux à base de plantes sont généralement commercialisés en tant que compléments alimentaires ou "neutraceutiques". Entre 1990 et 1997, le recours aux médecines alternatives telles que les produits à base de plantes, les mégavitamines, l'homéopathie et les soins énergétiques a augmenté de 38 % dans la population générale des États-Unis (Eisenberg *et al.*, 1998). Il est faux de prétendre que la phytothérapie est dépourvue de contre-indications ou d'effets secondaires. Les divers effets embryotoxiques ou foetotoxiques des plantes médicinales sont susceptibles de rester méconnus dans les milieux traditionnels ; seul un petit nombre de plantes médicinales, utilisées dans le monde entier, ont été testées dans le cadre d'essais contrôlés randomisés (Ernst *et al.*, 2002).

Le Ginkgo biloba est l'un des plus anciens arbres vivants ou "fossiles vivants" (Brenner *et al.*, 2005) de la planète. *Le Ginkgo biloba,* espèce distincte de la famille des *Ginkgoaceae* (Bilia. 2002.), est utilisé en Chine et dans ses pays d'origine comme complément nutritionnel ou "neutraceutique" (Brenner *et al.*, 2005) et à des fins médicinales depuis plus de 5 000 ans. *Le ginkgo biloba* n'a été introduit en Europe et en Amérique qu'à partir des années 1980 dans le répertoire des plantes médicinales. L'extrait de feuille de *Ginkgo biloba* est aujourd'hui l'une des plantes les plus étudiées. Les ventes annuelles de produits à base de ginkgo s'élèveraient à plusieurs centaines de millions d'euros (Kakigi *et al.,* 2012).

En clinique, les extraits de *Ginkgo biloba* sont utilisés dans le traitement de la démence vasculaire et avasculaire (Weinmann *et al.*,2010 ; Tan *et al.*, 2014), y compris la maladie d'Alzheimer (Munusco *et al.*, 2012), les maladies cérébrovasculaires comme les accidents vasculaires cérébraux (Logani *et al.*, 2000;Zeng X *et al.*,2005}, les maladies vasculaires périphériques comme la claudication intermittente (Nicolai *et al* 2013), la migraine (Usai *et al.*, 2011 ; Esposito *et al.*, 2011 : Allais *et al.*, 2013), la dysfonction érectile (Yeh *et al.*,2008 ; Wu YN et al., 2015), la neuropathie diabétique (Dugoua *et al...*, 2006), améliorateur cognitif (Carlson *et al.,*2007 ; Birk *et al.,* 2009 ; Laws *et al* 2012 ; Cooper., 2013), autisme (Weber *et al.*,2007), sclérose en plaques (Johnson *et al.*, 2006), acouphènes (Hilton *et al.*,2013), vertige du mal d'altitude (Seupaul *et al.*,2012), adjuvant à la chimiothérapie (Eli *etal...*, 2006) et les dysfonctionnements sexuels induits par les antidépresseurs (Cohen *et al.*, 1998 Ashton., 2000 ; Kang *et al.*, 2002). En général, il améliore la qualité du sommeil (Li *et al.*, 2005;Sarris *et al.*,2011), le bien-être substantiel, augmente la tolérance et améliore les sautes d'humeur (Cieza *et al.,* 2003). Il est très populaire chez les femmes pour améliorer les symptômes associés à la ménopause (Clement *et al.*,2011) ou au syndrome prémenstruel (Ozgoli *et al.*, 2009). Il possède de fortes propriétés antivieillissement (Dong et al., 2004 ; Chuarienthong et al., 2010 ; Huang et al., 2012). Il est considéré comme le meilleur stimulant cérébral du pays en 2005 aux États-Unis. Son utilisation croissante chez les jeunes est due à l'amélioration des résultats aux examens (Jason et al., 2013 : Mazana et al.,2013) en réduisant l'anxiété, le stress et les symptômes qui y sont liés (Bruce et al., 2000 ; Shah et al.,2003}. Elle augmente la concentration de l'attention, améliore le temps et la vitesse de traitement afin de résoudre les problèmes de mémoire liés au travail (Kennedy et al., 2002). Il est également bénéfique pour le syndrome d'hyperactivité avec déficit de l'attention (Weber et al., 2007).

Le ginkgo biloba réduit l'agrégation plaquettaire en liant de manière compétitive le facteur d'activation plaquettaire et en inhibant la formation de thromboxane A2 (Gardner et al., 2007). Il augmente le flux sanguin et réduit la viscosité du sang. Les flavonoïdes du Ginkgo ont des propriétés antioxydantes et de piégeage des radicaux libres (Lin et al., 2014 ; Yallapragada et al., 2015).

Plus de 40 composants ont été isolés et identifiés. 24 % des flavonoïdes et 6 % des terpénoïdes seraient à l'origine des effets bénéfiques du Ginkgo biloba (Smith et al., 2004 ; Wollschlaeger et al., 2003). Il est prouvé que le ginkgolide B, un composant actif des extraits de Ginkgo biloba, a des effets cytotoxiques sur les cellules souches embryonnaires et les blastocystes. Il peut stimuler ou inhiber la signalisation apoptotique qui réduit le nombre de cellules, ralentit le développement du blastocyste post-implantation, augmente la mort du blastocyste et la perte fœtale (Chan et al., 2006). Sa toxicité pour la reproduction a été observée dans une étude sur des rats Wister traités avec 7 et 14 mg/kg/jour de ginkgo biloba. Une diminution significative du poids moyen des fœtus a été observée. Les résultats indiquent que le ginkgo biloba n'est pas toxique pour les mères, mais qu'il provoque un retard de croissance intra-utérin chez les fœtus (Pinto et al., 2007). Ses flavonoïdes peuvent traverser le placenta et pénétrer dans le fœtus, où leur concentration dans les tissus s'est avérée supérieure à celle de la mère (Schroder-van et al.,1998). Son excrétion se fait par les reins et peut affecter la genèse rénale. Aucune littérature spécifique n'est disponible à cet égard. Le but de cette étude est donc de déterminer les effets du Ginkgo biloba sur la croissance fœtale en termes de poids de naissance et de changements histomorphométriques dans les reins néonataux après son ingestion par la mère pendant la période de gestation, du 8e au 21e jour.

Buts et objectifs :
Les principaux objectifs de cette étude étaient les suivants

• Déterminer les effets du Ginkgo biloba sur la croissance en termes de poids de naissance chez les rats albinos.

• Étudier ses effets sur les paramètres histomorphométriques des reins néonataux après l'utilisation maternelle de Ginkgo biloba pendant la période de gestation, du 8e jour[th] au 21e jour.[st]

CHAPITRE 2

REVUE DE LA LITTÉRATURE

Le Ginkgo *biloba* est un gymnosperme qui est le seul représentant vivant de la famille des *Ginkgoaceae* (Bilia., 2002). Le ginkgo est de forme pyramidale avec un tronc colonnaire et peu ramifié. Ses feuilles sont uniques, en forme d'éventail et dichotomiques. Les fleurs se présentent en grappes. Elles sont appréciées en automne pour leur couleur jaune safran (Taylor *et al.*, 1993). Il porte des fruits brun jaune clair, semblables à des drupes attrayantes, dont la pulpe nauséabonde renferme une graine ovale et pointue (Plotnik, 2000). Les graines de Ginkgo, considérées comme un délice oriental, sont appréciées dans les fêtes chinoises et japonaises, les mariages et le Nouvel An comme un délice de Bouddha. Il s'agit d'une plante dioïque, avec un arbre mâle et un arbre femelle séparés (Barret.,2002). Ses feuilles font partie des plantes médicinales les plus étudiées à l'heure actuelle. Contrairement à la plupart des plantes médicinales, le ginkgo n'est généralement pas utilisé à l'état brut, mais sous la forme d'un extrait standardisé de *ginkgo biloba* (GBE). En France et en Allemagne, le ginkgo reste le médicament le plus prescrit.

COMPOSITION BIOCHIMIQUE ET PROPRIÉTÉS DU *GINKGO BILOBA* :

Plus de 40 composants du *Ginkgo biloba* ont été isolés et identifiés, dont la ginkgétine, la sciadopitysine et la bilogétine. La préparation de *Ginkgo biloba* la plus couramment utilisée est préparée en concentrant 50 parties de feuilles brutes pour obtenir une partie d'extrait (Katzung.,2004). L'extrait normalisé de feuilles séchées contient 24 % de flavonoïdes et 6 % de terpénoïdes (ginkgolides et bilobalides), qui seraient à l'origine des effets bénéfiques *du Ginkgo biloba* sur la santé. Les terpènes améliorent la circulation tandis que les flavonoïdes sont neuroprotecteurs (Smith *et al.*, 2004 ; Wollschlaeger *et al.*, 2003 : Organisation mondiale de la santé (OMS) 1999). La toxicité peut être attribuée à ses constituants qui comprennent les acides ginkgoliques, les bilobalides, les biflavones, les cardols, les cardanols et la quercétine (Al-Yahya *et al.*, 2006). Sa graine et son enveloppe externe présentent des activités toxiques dues à la ginkgotoxine et aux acides ginkgoliques.

Chez l'homme, le ginkgo n'est actuellement pas recommandé chez les enfants de moins de 12 ans. Chez l'adulte, l'EGb standardisé est recommandé dans les troubles de la mémoire et de la fonction cardiovasculaire à la dose de 120 mg par jour en doses fractionnées. En cas de démence plus grave ou de maladie d'Alzheimer, jusqu'à 240 mg par jour, en 2 ou 3 prises, peuvent être nécessaires4. Les valeurs de la DL_{50} pour l'extrait de ginkgo chez la souris sont de 7,7 gm/kg de poids corporel après administration orale et de 1,1 gm/kg de poids corporel après administration intrapéritonéale, tandis que chez le rat, les valeurs sont de 2,1 gm/kg de poids corporel après administration intrapéritonéale et de 1,1 gm/kg de poids corporel après administration intraveineuse.

Après administration orale, 60 % sont absorbés par l'intestin grêle. Au total, 38 % sont expirés et 21 % sont excrétés par les reins (Moreau *et al.,* 1988). Quelques effets secondaires de l'EGb ont été signalés, comme des hémorragies intracérébrales, des troubles gastro-intestinaux, des maux de tête, des vertiges et des réactions allergiques cutanées (Lipoittvin *et al.,* 1989 ; Schotz *et al.,* 2004 ; Mahadevan *et al.,*2008).

EFFETS DU *GINKGO BILOBA* SUR LE SYSTÈME REPRODUCTEUR FÉMININ :

Ondrizek *et al.* ont analysé en 1999 les effets des plantes médicinales sur la pénétration des ovocytes sans zone et sur l'intégrité des spermatozoïdes. Avant l'interaction entre l'ovocyte et le spermatozoïde, des ovocytes de hamster sans zone ont été divisés en trois groupes et chacun a été maintenu pendant une heure dans l'une des trois préparations différentes *(Ginkgo biloba,* Echinacea purpura et palmier nain). Le millepertuis a été utilisé comme milieu de contrôle. L'ADN des spermatozoïdes traités avec l'herbe a été étudié par électrophorèse sur gel dénaturant. Aucun spermatozoïde n'a pénétré dans les ovocytes prétraités au millepertuis. On a constaté une réduction significative de la pénétration des spermatozoïdes dans les ovocytes prétraités avec des doses plus élevées de *Ginkgo biloba* et d'Echinacea. L'exposition à l'Echinacea purpura et au millepertuis a entraîné une dénaturation de l'ADN des spermatozoïdes, tandis que le palmier nain et le Ginkgo n'ont pas eu d'effet nocif sur l'ADN. Le millepertuis entraîne une mutation du gène BRCA1 dans les spermatozoïdes. Cet essai suggère que le millepertuis, le *Ginkgo biloba* et l'Echinacea purpura affectent négativement les cellules reproductrices à des concentrations plus élevées.

Paulus *et al.* (2002) ont mené une étude de cohorte prospective pour évaluer les avantages du *Ginkgo biloba* dans la procréation assistée. Les extraits de *Ginkgo biloba* ont des effets vaso-régulateurs et peuvent améliorer la perfusion des organes reproducteurs dont l'irrigation sanguine est réduite. Dans cette étude, 45 patientes d'un centre de fertilité, dont le flux sanguin dans l'artère utérine était réduit, ont été incluses. L'épaisseur de l'endomètre et l'indice de pulsatilité des artères utérines et ovariennes ont été mesurés au milieu du cycle. Toutes les patientes avaient des antécédents de deux à huit cycles de FIV infructueux au cours de leur traitement de procréation assistée. Après avoir donné leur consentement éclairé, les patientes ont reçu un extrait de *feuilles de Ginkgo* séchées (deux comprimés trois fois par jour). L'échographie doppler a été répétée après deux cycles, le même jour du cycle spontané. Pour l'évaluation statistique, chaque patiente a servi de témoin. Après le traitement au Ginkgo, une augmentation significative de l'épaisseur de l'endomètre a été observée (médiane : 8,3 mm vs 9,5 mm ; p = 0,002) tandis que l'indice de pulsatilité des artères utérines et ovariennes a légèrement diminué (médiane : 2,68 vs 2,50 ; p = 0,08 et médiane : 0,78 vs 0,79 ; p = 0,41. Les extraits secs de *Ginkgo biloba* ont été bien tolérés et 25 patientes ont continué à les utiliser lors du cycle stimulé suivant. La grossesse a été confirmée chez trois des patientes par une échographie à 6 semaines montrant un sac fœtal. Cela indique les effets bénéfiques de l'utilisation du *Ginkgo biloba* dans le traitement de la reproduction assistée.

ElMazoudy *et al*, 2012 ont montré des altérations histologiques produites par l'extrait de *Ginkgo biloba* dans les ovaires et le vagin. Cette étude a également évalué les propriétés abortives et anti-implantatoires du *Ginkgo biloba*. Le Ginkgo biloba a été utilisé chez les femmes en âge de procréer pour diverses affections en raison de ses effets vaso-régulateurs. Les animaux ont été divisés en trois groupes différents et ce médicament a été administré pendant toute la durée de la grossesse au groupe 1, pendant le premier[st] trimestre au groupe 2 et pendant le troisième[rd] trimestre au groupe 3. Au jour 20th de la grossesse, les femelles ont été tuées et leurs organes ont été prélevés et pesés. Une réduction marquée du nombre de follicules ovariens a suggéré une toxicité ovarienne en fonction de la dose, en particulier chez les animaux traités avec 14,8 mg/kg/jour. On a constaté une diminution de la viabilité fœtale ainsi qu'une diminution de la résorption et de l'indice d'implantation. Le poids moyen des placentas et des fœtus a également été réduit chez les animaux traités par 14,8 mg/kg/jour. La perturbation du cycle œstral provoquée par le *Ginkgo biloba* a induit une toxicité maternelle et fœtale. Par conséquent, ces données suggèrent que *le Ginkgo biloba* 14,8 mg/kg/jour possède des propriétés abortives et anti-implantatoires puissantes.

EFFETS DU *GINKGO BILOBA* SUR LE FŒTUS :

Chan *et al.* 2005 ont rapporté l'effet cytotoxique exercé par les ginkgolides, composants des extraits de *Ginkgo biloba*. Il peut entraîner une perte embryonnaire précoce en affectant les blastocystes de souris. Il peut interrompre le développement embryonnaire post-implantatoire précoce. L'essai de marquage dUTP nick-end par désoxynucléotidyl transférase terminale a révélé que les blastocystes traités avec 5 ou 10 μM de ginkgolide A ou de ginkgolide B présentaient une apoptose accrue par rapport aux témoins non traités. Une réduction significative du nombre de cellules dans le blastocyste et du trophectoderme/masse cellulaire interne a été constatée dans le groupe traité aux ginkgolides. Le prétraitement des blastocystes avec des ginkgolides a montré des niveaux normaux d'implantation sur des boîtes de culture, mais un nombre significativement plus faible d'embryons se développent jusqu'aux stades ultérieurs, dans le groupe traité par rapport au groupe témoin, conduisant à la mort à des stades relativement précoces. Cette étude indique que le traitement des blastocystes de souris avec des ginkgolides induit l'apoptose, la réduction du nombre de cellules, le ralentissement du développement des blastocystes implantés et l'augmentation de la perte des blastocystes au stade précoce. Ces résultats ont permis de mieux comprendre l'effet des ginkgolides, principal composant des extraits de *Ginkgo biloba*, sur les blastocystes de souris.

Dogoua *et al.* 2005 ont procédé à une revue systématique de la littérature citant l'utilisation, l'efficacité, la sécurité et les actions pharmacologiques du ginkgo pendant la grossesse et l'allaitement.

Les faibles preuves ont mis en garde contre son utilisation pendant l'accouchement, car il peut prolonger le temps de saignement en raison de son activité antiplaquettaire. Il est donc prudent d'arrêter l'utilisation du *ginkgo biloba* quelques semaines avant l'accouchement. Certaines études ont analysé les activités hormonales de ses feuilles. Les cliniciens et les patients doivent être conscients de l'adultération des produits à base de Ginkgo avec de la colchicine. Les données ont été recherchées entre l'inspection et juin 2005. La nature et la qualité des résultats ont été collectées et compilées. Les graines de Ginkgo torréfiées sont considérées comme sûres, tandis que les graines non torréfiées restent préoccupantes pour la grossesse et l'allaitement. Les extraits bruts de feuilles peuvent contenir des acides ginkgoliques, soupçonnés d'avoir des propriétés cytotoxiques, mutagènes, allergènes et cancérigènes. La ginkgotoxine, contenue dans les graines de ginkgo, peut provoquer des convulsions, le coma et la mort. Ses flavonoïdes possèdent un potentiel antioxydant qui élimine les radicaux libres et inhibe la mort cellulaire induite par les plaques bêta-amyloïdes dans la maladie d'Alzheimer. Les cliniciens et les patients doivent être attentifs à ses interactions avec de nombreux médicaments, en particulier les anticoagulants et les antiplaquettaires. Cette question est d'autant plus importante que les fœtus en développement y sont exposés et que ses métabolites toxiques affectent le fœtus en développement.

Al-Yahya *et al.* 2006 ont déterminé les effets du *Ginkgo biloba,* un médicament folklorique, sur la toxicité reproductive, biochimique et cytologique chez des souris albinos mâles. Les souris ont reçu trois doses différentes, à savoir 25, 50 et 100 mg/kg/jour de *Ginkgo biloba* par gavage oral pendant quatre-vingt-dix jours. Les paramètres évalués comprennent le poids des organes reproducteurs, la morphologie et la motilité des spermatozoïdes, la cytologie des chromosomes testiculaires, la biochimie des protéines, le malondialdéhyde (MDA), l'acide nucléique et le sulfhydryle non protéique (NP-SH). Des changements significatifs ont été observés dans le poids de l'épididyme et de la prostate. Ce traitement a également entraîné des aberrations chromosomiques conduisant à une diminution du taux de conception et à une perte préimplantatoire. Cependant, la motilité, la morphologie et le nombre de spermatozoïdes n'ont pas été affectés. Les paramètres biochimiques ont montré des acides nucléiques mutés, une réduction du NP-SH et une augmentation du MDA, élucidant le fait que les espèces radicalaires ont induit des changements dans les chromosomes testiculaires. Le mécanisme proposé serait l'activation du GABA, du glutamate et de la glycine par le *Ginkgo biloba.* Ses composants pourraient générer des radicaux libres qui dépolarisent la membrane en faisant affluer le calcium. La toxicité peut être attribuée à ses constituants toxiques qui comprennent les acides ginkgoliques, les bilobalides, les biflavones, les cardols, les cardanols et la quercétine. Ces résultats ont mis en garde contre l'utilisation imprudente du *Ginkgo biloba* comme remède à base de plantes pour l'impuissance ou la dysfonction érectile.

Pinto *et al.* (2007) ont travaillé sur le *Ginkgo biloba,* une plante utilisée pour traiter la maladie d'Alzheimer, les maladies microvasculaires, y compris l'insuffisance vasculaire cérébrale, et les maladies vasculaires périphériques. Il s'est avéré que le Ginkgo biloba présentait une toxicité pour la reproduction chez la souris. Dans la présente étude, après confirmation de la grossesse, des rats Wistar ont été traités avec 0, 3,5, 7 et 14 mg/kg/jour de *Ginkgo biloba* par voie orale. Le médicament a été administré du 8ème au 20ème jour de gestation avec de la nourriture et de l'eau. Le poids corporel de la mère a été mesuré avant et à la fin du terme. La consommation de nourriture et d'eau a également été observée. Les rates enceintes ont été abattues le 21st de la gestation. Les organes maternels tels que le foie, les reins, les ovaires et le placenta ont été prélevés et pesés. La résorption et l'indice post-implantation ont été calculés. Le nombre de fœtus vivants et morts ainsi que leur poids moyen ont été observés. Les fœtus des trois groupes ne présentaient aucune malformation externe. Le foie, les reins, le cœur, les poumons et le cerveau des fœtus ont également été pesés. Aucun changement significatif n'a été observé chez les mères, mais les groupes ayant reçu 7 et 14 mg/kg/jour de *Ginkgo biloba* ont montré une diminution marquée du poids moyen de leurs fœtus. Les résultats suggèrent que *le Ginkgo biloba* peut provoquer un retard de croissance intra-utérin chez les fœtus sans nuire aux mères.

Faria *et al,* 2008 ont analysé le développement postnatal de pubs allaités par une mère utilisant du *Ginkgo biloba.* L'utilisation d'extraits de Gingko biloba est nocive pendant la grossesse et l'allaitement. Des recherches sont encore nécessaires pour confirmer ses effets sur les différentes phases de la reproduction. Des études antérieures ont montré que les extraits de *Ginkgo biloba* ont des propriétés œstrogéniques et antiœstrogéniques, réduisant ainsi la sécrétion de lait chez les mères. Cela peut entraîner une malnutrition et un mauvais développement des petits. Des rates allaitantes ont été traitées avec 3,5 mg/kg/jour d'extrait de Ginkgo (la dose la plus élevée chez l'homme). La mère a été évaluée pour détecter les signes cliniques de toxicité. Le taux de croissance et de survie, le développement physique, moteur et sensoriel des petits ont été analysés pendant le traitement et l'allaitement. Aucun signe de toxicité maternelle n'a été observé. Aucune différence n'a été observée entre les chiots témoins et les chiots traités. On peut supposer que le traitement à l'extrait de *Ginkgo biloba* pendant la lactation semble ne pas être toxique pour les mères. Aucun signe de mal-développement physique, moteur et sensoriel n'a été observé chez les petits, ce qui confirme l'innocuité de l'extrait de ginkgo biloba pour le public.

Fernandes *et al,* 2010 ont travaillé sur les effets de l'extrait de *Ginkgo biloba* (GBE) sur le développement embryonnaire et fœtal chez les rats Wister. Cette plante médicinale est spécialement utilisée pour le traitement des maladies neurodégénératives, des troubles vestibulaires et de l'insuffisance vasculaire cérébrale et périphérique. On pense que ses composants ont également des effets œstrogéniques. Dans cette étude, des rats Wistar gravides ont été divisés en quatre groupes.

Chaque groupe a reçu des doses différentes (3,5, 7,0 et 14,0 mg/Kg/jour), pendant le transit tubaire et la période d'implantation. Les rats ont été abattus au 15ème jour de la grossesse. Les paramètres évalués comprennent les signes de toxicité maternelle, la prise de poids de la mère, la consommation de nourriture et d'eau, le poids du foie, des ovaires, du placenta et des reins de la mère, le nombre de corps jaunes, la perte pré- et post-implantation par groupe, la moyenne des fœtus vivants et morts par groupe, le poids de naissance des fœtus et les malformations externes des fœtus. Aucun changement significatif n'a été constaté dans les paramètres maternels et embryo-fœtaux. L'étude actuelle montre clairement que le traitement des rates Wister gravides pendant le transit tubaire et la période d'implantation n'a causé aucun dommage à la mère ou aux fœtus.

Zehra *et al*, 2010 ont étudié les effets tératogènes du *Ginkgo biloba* sur les fœtus de souris. Les animaux ont été divisés en trois groupes A, B et C comprenant chacun 6 femelles gravides. Les groupes A et B ont reçu du Ginkgo *biloba* à raison de 78 et 100 mg/kg/jour pendant toute la durée de la grossesse, tandis que le groupe C a servi de témoin. Les fœtus du groupe B ont montré une réduction marquée de leur poids moyen et de la longueur de la couronne par rapport au groupe C. Les fœtus des groupes A et C n'ont pas montré d'anomalie congénitale flagrante alors que ceux du groupe B ont eu une tendance accrue aux malformations comme la syndactylie, les yeux arrondis, la mâchoire déformée, le pavillon de l'oreille, les lèvres et les narines. Les foies fœtaux ont été examinés et les effets histologiques ont été observés après coloration. On a observé des signes de congestion et de changement graisseux ainsi qu'une dilatation des sinusoïdes en fonction de la dose, ce qui permet de conclure que *le Ginkgo biloba* affecte le foie des fœtus.

Koch *et al*, 2013 ont évalué différentes préparations d'extraits de feuilles de *Ginkgo biloba* pour leurs composants nocifs. Le Ginkgo biloba est l'un des produits phytopharmaceutiques les plus populaires et les plus utilisés dans le monde. La majorité des essais cliniques et des études précliniques ont utilisé un extrait spécifique de *Ginkgo biloba*. Ces préparations standardisées contiennent des ingrédients actifs raffinés et une très faible quantité de substances potentiellement nocives. Un grand nombre de produits nutraceutiques contenant du *Ginkgo biloba* disponibles dans le commerce contiennent des extraits de mauvaise qualité. L'EGb 761(®) a fait l'objet d'analyses approfondies quant à ses effets toxiques. Les extraits de *Ginkgo biloba* de mauvaise qualité ont montré une influence très négative sur la reproduction chez les souris, ce qui a été récemment rapporté dans plusieurs publications. Cette étude a examiné les effets de l'EGb 761(®) @100, 350 et 1225mg/kg/jour sur le développement des fœtus et des embryons chez les souris pendant l'organogenèse. Les fœtus ont été inspectés à l'extérieur et à l'intérieur, et toute déformation du squelette et des tissus mous a été recherchée. Aucune embryotoxicité, malformation ou retard particulier n'a été observé. L'état général des mères n'a pas non plus été affecté. Ainsi, le *Ginkgo biloba* n'a pas eu d'effet négatif sur les mères et le développement embryonnaire à la dose de 1225mg/kg/jour.

Petty et al 2001 ont étudié la présence de colchicine dans le sang placentaire de mères utilisant du *Ginkgo biloba*. Le sang placentaire humain contient de nombreuses substances anti-inflammatoires. Cette étude a permis de découvrir un facteur unique qui affecte les neutrophiles et leurs attaches. Grâce à diverses techniques chimiques, il a été prouvé que ce facteur était un alcaloïde, la colchicine. Des échantillons de patientes enceintes utilisant différents produits à base de plantes, dont le *Ginkgo biloba*, ont été analysés. Les niveaux de colchicine (49-763 microg/L) se sont avérés significativement élevés dans leur sang placentaire. Il a déjà été prouvé que la colchicine est présente dans les préparations à base de *Ginkgo biloba*. En raison de son potentiel nocif, les femmes en âge de procréer doivent éviter d'utiliser inutilement ces compléments.

EFFETS DU *GINKGO BILOBA* SUR LES HORMONES DE LA REPRODUCTION

Oh et al. ont analysé en 2004 les effets œstrogéniques des extraits de *Ginkgo biloba* (GBE). Les extraits contiennent 24 % de phyto-œstrogènes, sous la forme de kaempférol, d'isorhamnétine et de quercétine. Les phyto-œstrogènes font partie des modulateurs sélectifs des récepteurs d'œstrogènes (SERM) et peuvent être considérés comme une alternative à la thérapie hormonale de remplacement pour soulager les symptômes de la ménopause. Cette étude a examiné les effets œstrogéniques des principaux composants du *Ginkgo biloba*, notamment la quercétine, l'isohamentine et le kaempférol, qui déterminent son utilisation en tant que substitut du traitement hormonal substitutif. Il a été observé, par le biais d'un test de liaison composite, que *le Ginkgo biloba* et ses principaux composants possèdent une action biphasique sur ER-a et ER-p. Ils ont une plus grande affinité pour se lier à ER-P qu'à ER-a. Selon l'essai E-screen, ces produits chimiques ont stimulé la division cellulaire dans les cellules ER-positives mais pas dans les cellules ER-négatives. La division cellulaire stimulée par ces produits chimiques a été inhibée par le tamoxifène. En outre, le GBE et ses principaux composants ont induit la transcription du récepteur de la progestérone. Cela indique donc que le GBE et ses principaux composants ont un faible potentiel œstrogénique par le biais de leur interaction avec le RE et qu'ils peuvent être utilisés comme substitut à la thérapie de remplacement de l'hormone. Cependant, des évaluations supplémentaires sont nécessaires pour déterminer l'importance physiologique des extraits de *Ginkgo biloba* chez l'animal et chez l'homme.

Oh et al, 2006 ont étudié les effets anti-œstrogènes du *Ginkgo biloba*. Les symptômes vasomoteurs post-ménopausiques rencontrés par les femmes ménopausées. La plupart des symptômes vasomoteurs post-ménopausiques peuvent être soulagés par l'utilisation d'œstrogènes exogènes. En raison des nombreux effets secondaires indésirables des hormones de substitution, tels que les saignements irréguliers et l'augmentation du risque de cancer du sein, les femmes craignent d'y avoir recours. Les effets œstrogéniques du *Ginkgo biloba* ont déjà été prouvés, ce qui plaide en faveur de son utilisation comme alternative à l'hormonothérapie substitutive. Mais rien n'a été fait pour savoir s'il pouvait prévenir le cancer du sein, un effet secondaire classique du THS. Cette étude a confirmé que *le Ginkgo biloba* possède à la fois des propriétés œstrogéniques et antiœstrogéniques, qui dépendent de l'E2 et de l'extrait de *Ginkgo biloba*. Il agit par des voies dépendantes et indépendantes des récepteurs œstrogéniques. Il augmente le métabolisme des œstrogènes et diminue leur synthèse, réduisant ainsi les niveaux d'E2 et son activité. Les extraits de *Ginkgo biloba* pourraient avoir un effet similaire sur les modulateurs sélectifs des récepteurs des arylhydrocarbures (SAhRM) qui induisent une activité anti-œstrogénique en se liant aux récepteurs des œstrogènes. Cela suggère que le GBE a un double effet sur les œstrogènes et peut être utilisé comme alternative au THS. En outre, il peut être considéré comme un traitement du cancer du sein en raison de sa nature chimiopréventive.

EFFETS DU *GINKGO BILOBA* SUR LE SYSTÈME REPRODUCTEUR MASCULIN :

Yeh *et al*, 2012 ont étudié que *le Ginkgo biloba* améliore l'érection sans contact chez les rats et le rôle de l'oxyde nitrique synthase neuronale dans la moelle épinière sacrée et le noyau paraventriculaire. L'oxyde nitrique est considéré comme le messager de l'érection dans le système nerveux central, y compris dans la région paraventriculaire du cerveau, et envoie des signaux à la partie sacrée de la moelle épinière. Ils ont traité des rats mâles Long Evans avec 50 mg/kg d'extrait de *Ginkgo biloba* pendant deux semaines. L'érection sans contact a été évaluée pendant quatorze heures. Les animaux ont été abattus et l'activité de l'oxyde nitrique synthase neuronale dans la région paraventriculaire et la région sacrée de la moelle épinière a été mesurée par immunohistochimie. Le groupe traité a montré une augmentation du nombre d'érections sans contact et une augmentation de l'immunoractivité de l'oxyde nitrique synthase neuronale dans la région paraventriculaire. Le Western blotting a révélé une augmentation de l'expression des récepteurs neuronaux de l'oxyde nitrique dans la partie sacrée de la moelle épinière.

Yi-No Wu *et al*, 2015 ont étudié le rôle de l'extrait de *Ginkgo biloba* dans l'amélioration de la dysfonction érectile chez les rats après une lésion du nerf caverneux. Le nerf caverneux de quarante-trois rats a été écrasé bilatéralement. Ces rats ont été divisés en quatre groupes et ont été traités avec des doses faibles, moyennes et élevées d'extrait de *Ginkgo biloba*, tandis qu'un groupe a servi de contrôle. Une opération fictive a été pratiquée sur huit d'entre eux. La fonction érectile de ces animaux a été évaluée par électrostimulation du nerf caverneux. Une amélioration significative de la fonction érectile a été observée en fonction de la dose. Cela prouve que *le Ginkgo biloba* améliore la longévité des neurones et conserve la synthèse d'oxyde nitrique dans les corps caverneux après une lésion nerveuse bilatérale. Cela implique donc les effets bénéfiques de l'extrait de *Ginkgo biloba* dans l'amélioration du nerf caverneux et la restauration de la fonction érectile après une prostatectomie.

EFFETS DES GRAINES DE *GINKGO BILOBA* :

Hatano *et al.* 2011 ont examiné les propriétés médicinales du *Ginkgo biloba*, le plus ancien gymnosperme. De nombreux métabolites secondaires ont été isolés à partir de l'arbre. Les terpènes trilactones contenant des ginkgolides et des bilobalides, extraits des feuilles, sont utiles pour traiter la démence, y compris la maladie d'Alzheimer, mais ses graines contiennent des composants toxiques comme la ginkgotoxine et l'acide ginkgolique. Ses noix sont utilisées traditionnellement pour traiter l'asthme, la tuberculose, l'énurésie et augmenter la miction. Ses graines possèdent de puissantes propriétés antifongiques et de modestes propriétés antibactériennes. Elle peut retarder la transcriptase inverse du VIH-1 et inhiber la prolifération des splénocytes. Récemment, une protéine antifongique ainsi que d'autres protéines pharmacologiquement actives ont été isolées à partir des noix, ce qui confirme l'importance médicinale des graines de Ginkgo. Gb-ns LTP1 exécute l'affinité de liaison vers les acides gras *insaturés cA* et supprime la protéase pepsine. Cette combinaison inhibe les protéinases produites par les agents pathogènes et réduit l'inflammation. Les graines de ginkgo et leur enveloppe externe présentent également des activités toxiques dues à la ginkgotoxine et aux acides ginkgoliques. Le mécanisme de leur toxicité a été révélé en détail.

Huang *et al.* ont étudié les caractéristiques d'une nouvelle protéine antioxydante, la G4b, purifiée à partir de l'albumine de graines de Ginkgo. L'abondance de soufre et d'acides aminés aromatiques présents dans la G4b serait à l'origine de son fort potentiel antioxydant. Il s'agit d'un type de protéine nouvelle et homogène dont la masse est de 29 247 Da. Elle possède deux chaînes peptidiques de poids égal, reliées par une liaison disulfure. Une petite chaîne de polysaccharide lui est attachée par une liaison glucosidique oxygénée. La colorimétrie chimique et la chimilumiscence ont prouvé sa forte capacité antioxydante contre la superoxyde dismutase, l'ion hydroxyle et les lésions de l'ADN.

Kubayashi *et al.* ont étudié les effets toxiques du MPN-5'-glucoside chez la souris. Le MPN-5'-glucoside, un dérivé de la vitamine B_6 (4'-*O-méthylpyridoxine*, MPN), présent dans les graines de *Ginkgo biloba* est responsable d'intoxications alimentaires. Les fractions de MPN-5'-glucoside ont été comparées à la fois dans les graines en ligne et les graines chauffées et leur contenu dans les graines chauffées s'est avéré beaucoup plus élevé que celui du MPN dans les graines en ligne. La dose létale de MPN-5'-glucoside chez les souris est de 0,8 mmol/kg de poids corporel. Après l'administration de MPN-5'-glucoside, l'apparition des convulsions est plus tardive qu'après l'administration de MPN. En Asie, les graines sont généralement chauffées avant d'être utilisées, ce qui les rend célèbres pour les intoxications alimentaires.

EFFETS DES NOIX DE *GINKGO BILOBA* :

Mahadevan *et al*, 2008 ont été les premiers à tester le rôle des noix de *Ginkgo biloba* et de leur extrait sur le métabolisme du cholestérol. Différentes parties de cette plante ont été utilisées dans le passé pour le traitement des maladies neurodégénératives et cardiovasculaires. Cependant, la recherche scientifique moderne se concentre sur l'extrait de feuilles de Ginkgo. Dans cette expérience, quatre préparations différentes (noix de Ginkgo entières, son extrait de menthol et ses parties solubles dans l'eau et dans les lipides) ont été utilisées pour étudier leurs effets sur le cholestérol sérique à la fois in vivo et in vitro. L'extrait de noix de ginkgo module les récepteurs des lipoprotéines de faible densité et la sécrétion de l'apolipoprotéine B, affectant ainsi le cholestérol sérique. La partie lipo-soluble de la noix de ginkgo diminue le cholestérol hépatique alors que la partie aqueuse augmente le taux de cholestérol sérique. La partie liposoluble de la noix de ginkgo peut donc être utilisée pour prévenir les maladies cardiovasculaires.

CHAPITRE 3

MATÉRIAUX ET MÉTHODES

Cette étude expérimentale a été menée dans les départements d'anatomie de la faculté des sciences vétérinaires de l'université d'agriculture de Faisalabad. En collaboration avec le département de physiologie et de pharmacologie de l'université d'agriculture de Faisalabad.

3.1 Extrait de plantes

T L'extrait de Ginkgo *biloba* **120mg/5ml (24mg/ml)** a été acheté à Trimax Pharmaceuticals sous forme de liquide. L'extrait de *Ginkgo biloba* était composé de glycosides de flavones à 24% et de lactones terpéniques à 6%.

3.2 ANIMAUX

Au total, trente-cinq rats albinos, dont vingt-huit femelles adultes pesant 200-250 g et sept mâles adultes pesant 200-250 g, ont été achetés au département de zoologie et de pêche de l'université d'agriculture de Faisalabad.

Ces animaux ont été gardés pendant 15 jours dans l'animalerie du département de physiologie et de pharmacologie de l'université d'agriculture de Faisalabad pour s'adapter à des conditions environnementales optimales : température et humidité ambiantes et cycle lumière/obscurité de 12 heures.

Les animaux seront nourris et abreuvés *ad libitum*.

3.2.1 L'accouplement

Après l'adaptation, une femelle albinos et un mâle adulte ont été maintenus ensemble dans une même cage pendant une semaine en vue de l'accouplement. Les rats femelles ont été observés tous les matins pour vérifier la présence d'un bouchon vaginal et sa confirmation a été considérée comme le jour zéro de la gestation. Après confirmation de la gestation, les femelles ont été séparées des mâles et logées dans des cages séparées dans une animalerie avec des conditions environnementales contrôlées et un étiquetage approprié.

3.2.2 Regroupement

Les rats femelles gravides ont été répartis au hasard en quatre groupes, A, B, C et D. La période de gestation chez les rats est de 21 jours et, dans cette étude expérimentale, elle a été divisée en trois trimestres de 7 jours chacun. Dans cet essai, les doses ont été calculées en fonction de la dose humaine la plus élevée : 240 mg/jour, soit 3,5mg/kg/jour pour un homme de 70 kg. Les doses utilisées dans cet essai étaient de 3,5, 7 et 14 mg/kg/jour, administrées dans 1 ml d'eau pendant les deuxième et troisième trimestres de la grossesse (du jour 8th au jour 20).th

Groupe A

L'étude a porté sur 7 rates albinos enceintes et **3,5 mg/kg/jour** d'EGb ont été administrés par voie orale au cours des deuxième et troisième trimestres (du 8e au 21e jour).

Groupe B

L'étude a porté sur 7 rates albinos enceintes et **7 mg/kg/jour** d'EGb ont été administrés par voie orale au cours des deuxième et troisième trimestres (du 8e au 21e jour).

Groupe C

L'étude a porté sur 7 rates albinos enceintes et **14 mg/kg/jour** d'EGb ont été administrés par voie orale au cours des deuxième et troisième trimestres (du 8e au 21e jour).

Groupe D

Il s'agit du groupe de contrôle, composé de 7 rates albinos enceintes. Aucun médicament n'a été administré à ce groupe.

3.3 TRAITEMENT :

3.3.1 Calcul et administration de la dose de *Ginkgo Biloba*

Les doses d'EGb utilisées dans cette étude étaient basées sur la dose humaine la plus élevée : 240 mg/jour, soit 3,5 mg/kg/jour pour un homme pesant 70 kg. Les concentrations utilisées dans cette expérience étaient de 3,5, 7 et 14 mg/kg/jour, soit une, deux et quatre fois la dose maximale. Ce médicament a été administré aux groupes A, B et C respectivement, tandis que le groupe D a servi de contrôle et n'a reçu aucun médicament. La dose de chaque rat a été calculée en fonction du poids corporel dans tous les groupes (annexe II et III). La dose unique de médicament calculée a été administrée à toutes les rates gravides par voie orale le matin.

<u>**Pour le calcul**</u>

Par exemple, le poids est de 210gms = 210/1000 = 0,21kg

Dans le groupe A : nous avons utilisé une dose de 3,5 mg/kg.

3,5 mg/kg/jour=3,5 *0,21=0,735mg/jour

L'extrait de *Ginkgo biloba* contient 120 mg/5ml= (24mg/ml)

Si 24 mg de médicament sont présents dans 1 ml

1mg de médicament est présent dans 1÷24ml=0.0416 ml

0,735 mg de médicament dans 0,0416* 0,735=0,030576 ml

Dans le groupe B : nous avons utilisé une dose de 7mg/kg

Daily 7mg/kg/day=7*0.21=1.47mg/day

L'extrait de *Ginkgo biloba* contient 120mg/5ml= (24mg/ml)

Si 24 mg de médicament sont présents dans 1 ml

1mg de médicament est présent dans 1÷24ml=0.0416 ml

1,47 mg de médicament présent dans 0,0416* 1,47= 0,0612

Dans le groupe C : Nous avons utilisé une dose de 14mg/kg

14 mg/kg/jour = 14x0,21 = 2,9 mg/jour

L'extrait de *Ginkgo biloba* contient 120mg/5ml = (24mg/ml)

Si 24 mg de médicament sont présents dans 1 ml

1mg de médicament présent dans 1÷24ml = 0.0416ml

2,9mg de médicament dans 0,0416*2,9= 0,12ml

3.4 LA COLLECTE D'ÉCHANTILLONS

Après confirmation de la gestation par un bouchon vaginal, le poids corporel de tous les rats femelles a été enregistré tous les 7 jours (annexe I). La consommation quotidienne de nourriture et d'eau, la présence d'altérations des locomoteurs, la diarrhée et la mort maternelle ont également été observées. Après l'accouchement, le premier jour, les fœtus ont été recueillis, pesés et examinés pour déceler toute malformation externe. Les fœtus ont été tués par euthanasie. Lors de la dissection, toute malformation congénitale interne a été constatée. Les reins néonatals ont été isolés, lavés avec une solution saline normale après avoir mesuré les paramètres anatomiques bruts. Les échantillons de reins néonatals ont été conservés dans un tampon neutre de formaldéhyde.

3.5 MÉTHODES MORPHOLOGIQUES

Le poids corporel de tous les rats femelles a été enregistré tous les 7 jours à l'aide d'une balance électrique. Le poids corporel des fœtus a également été mesuré à l'aide d'une balance électrique (g), tandis que la longueur couronne-culotte (cm), la circonférence abdominale et la circonférence de la tête (cm) des fœtus ont été enregistrées à l'aide d'un ruban à mesurer. Les reins néonatals ont été pesés à l'aide d'une balance électrique (mg) et observés attentivement pour leurs caractéristiques macroscopiques (couleur, forme et consistance) et biométriques (longueur, largeur, poids et épaisseur).

3.6 MÉTHODE HISTOLOGIQUE

L'histologie des échantillons prélevés a été réalisée par les personnes suivantes

1) FIXATION

Les reins fœtaux ont été lavés avec une solution saline normale. Les reins ont été conservés/fixés dans la solution de Bouin (Bancroft et Gamble, 2008). La composition de la solution de Bouin pour 1050 ml était la suivante

Solution aqueuse saturée d'acide picrique	750ml
40% Formaldéhyde	250ml
Acide acétique glacial	50ml

2) LAVAGE

Après fixation, les échantillons de tissus ont été placés sous l'eau du robinet pendant 6 à 8 heures dans un bécher. Les échantillons de tissus ont été coupés en petits morceaux dans des cassettes de tissus étiquetées avec des crayons de plomb pour un traitement ultérieur.

3) DEHYDRATION

La déshydratation des tissus a été obtenue en les plaçant dans des concentrations croissantes d'alcool éthylique.

Le protocole/programme suivant a été adopté pour la déshydratation des tissus rénaux.

Catégories d'alcool	Temps Durée
70% d'alcool	Nuitée
80% d'alcool	1 heure
95 % d'alcool-1	1 heure
95 % d'alcool-2	1 heure
100 % d'alcool-1	1,5 heure
100 % d'alcool-2	1,5 heure
Xylène + alcool	1 heure

4) NETTOYAGE

Après la déshydratation, les tissus ont été nettoyés en les plaçant dans deux concentrations de xylène pur, à savoir xylène 1 et xylène 2, pendant une heure dans chaque solution.

5) ENCASTREMENT DE LA CIRE

Les tissus ont été conservés pendant 2 heures (en passant d'un bécher de cire à un autre après 1 heure) dans de la cire de paraffine en vue de l'inclusion à 580C

6) PRÉPARATION DES BLOCS

Après l'inclusion dans la paraffine, les blocs ont été fabriqués à l'aide de moules en acier et de blocs en plastique. Les blocs ont été conservés au congélateur (4C) jusqu'à ce qu'ils soient sectionnés.

7) SECTIONNEMENT

Les blocs ont été coupés au microtome. L'épaisseur des sections a été maintenue à 5 microns. Les sections fines ont été transférées dans un bain d'eau chaude à 45°C pour l'étalement de la section de tissu à l'aide de pinces et ont été laissées à flotter dans ce bain.

8) MONTAGE

Les sections flottantes ont été étirées au bain-marie et soulevées avec précaution sur des lames de verre propres qui ont été enduites d'une fine pellicule d'albumine d'œuf de Mayer. Les lames contenant les coupes de tissus ont été fixées dans un appareil à lames et placées dans un incubateur à 37°C pendant 2 heures.

9) COLORATION À L'HÉMATOXYLINE ET À L'ÉOSINE

Après incubation, les lames de tissu ont été colorées par la méthode de coloration à l'hématoxyline et à l'éosine.

a) Déparaffinisation :

Les coupes de tissus ont été traitées avec des solutions de xylène pour éliminer la cire de paraffine. Le xylène 1 a été placé pendant 5 minutes, suivi du xylène 2 pendant 5 minutes.

b) Les sections ont été passées dans des concentrations décroissantes d'alcool éthylique, à savoir 3 minutes dans l'alcool absolu, 3 minutes dans l'alcool à 95 %, 3 minutes dans l'alcool à 80 % et 3 minutes dans l'alcool éthylique à 70 %, respectivement.

c) L'hydratation a été réalisée en plaçant les lames de section dans de l'eau du robinet pendant 1 minute.

d) Les lames ont ensuite été immergées dans une solution d'hématoxyline pour colorer les noyaux pendant 2 minutes.

e) Les sections ont été plongées 4 fois dans de l'eau distillée.

f) Les sections ont été passées par 6 trempages dans de l'alcool acide pour éliminer l'hématoxyline du cytoplasme des cellules.

g) Les lames dans le wreaker ont à nouveau été plongées 4 fois dans de l'eau distillée.

h) Ensuite, deux trempages ont été effectués dans de l'eau ammoniaquée afin de restaurer la couleur bleue des noyaux.

i) Les lames dans le wreaker ont été plongées 4 fois dans de l'eau distillée.

j) Les coupes ont ensuite été immergées dans de l'éosine afin de colorer le cytoplasme en rouge (contre-coloration) pendant 2 à 3 minutes.

k) L'eau a été retirée des sections en les faisant passer par ordre croissant de concentrations d'alcool éthylique, à savoir 90% pendant 1 minute, 95% pendant 1 minute et l'alcool absolu pendant 1 minute respectivement. Ces étapes ont été effectuées en raison du mélange de la solution de coloration avec l'eau présente dans les tissus.

l) Les sections sur lames ont été immergées dans du Xylène (Clearing) en effectuant deux trempages dans du Xylène pur.

m) Les sections ont été montées dans du DPX (mélange de disterene (polysterene), d'un plastifiant (tricresyl phosphate) et de Xylene appelé DPX) et recouvertes d'une lamelle couvre-objet.

Les lames colorées ont ensuite été examinées sous des grossissements de 200X et 400X.

3.7 MÉTHODES HISTOMÉTRIQUES

Des photomicrographies du tissu rénal ont été réalisées à l'aide d'un microscope Nikon optiphot 2 à 200X. Ces photos ont été utilisées pour déterminer l'épaisseur de la couche corticale, le diamètre des glomérules, des tubules proximaux et distaux, des canaux collecteurs de tous les reins à l'aide du système automatisé d'analyse d'images Image J version 1.4v (Research Service Branch, National Institute of Mental Health, Bethesda, Maryland, USA). Le volume de 10 coupes transversales de glomérules (Vst) a été obtenu par la formule $Vst = \pi . h (d^2/4)$, où h représente l'épaisseur de la coupe (5µm) et d représente le diamètre du glomérule (µm) (Moura et al., 2011).

3.8 SYSTÈME D'ANALYSE D'IMAGES

Image J est un logiciel d'analyse d'images open source développé par le National Institute of Mental Health, Bethesda, Maryland, États-Unis. Il s'agit du logiciel d'analyse d'images le plus rapide au monde, avec une vitesse de traitement d'environ 40 millions de pixels par seconde. Il peut être facilement téléchargé à partir de http://rsb.info.nih.gov/ij/download.html.

L'étalonnage du logiciel a été effectué en capturant l'image du micromètre à platine à 200X. Cette image a été ouverte dans Image J. Les étalonnages ont été effectués en traçant une ligne droite entre deux points de distance connue et en plaçant cette distance dans l'option "set scale" du logiciel

(Analyze>set scale). La procédure détaillée est présentée ci-dessous.

FENÊTRE D'IMAGE J (VERSION 1.47n)

PROCEDURE

RÉGLER L'ÉCHELLE

La boîte de dialogue a été utilisée pour définir l'échelle spatiale de l'image active afin que les résultats des mesures puissent être présentés dans des unités calibrées telles que (mm) ou (pm). Avant d'utiliser cette commande, l'outil de sélection de ligne droite a été utilisé pour tracer une ligne correspondant à une distance connue. La boîte de dialogue de définition de l'échelle s'est ensuite affichée ; la distance connue et l'unité de mesure ont été saisies, puis le bouton "ok" a été cliqué. L'image J a été automatiquement remplie dans le champ de la distance en pixels en fonction de la longueur de la ligne de sélection.

CALIBRATIONS

Après avoir ouvert le fichier à partir de la barre de menu et la photomicrographie, dessiner une ligne sur une couche particulière, puis aller à l'option d'analyse dans la barre de menu principale et ensuite cliquer sur mesure. Image J mesure automatiquement la longueur d'une couche particulière.

3.9 ANALYSE STATISTIQUE

Une analyse de variance à sens unique (ANOVA) a été utilisée pour comparer les moyennes des paramètres. Le test de la plus petite différence significative (LSD) a été utilisé pour comparer les moyennes des groupes à un niveau de signification de 5 % et le test de l'intervalle multiple de Duncun a été utilisé pour comparer les moyennes des groupes à un niveau de signification de 5 % (Erdo, 1999).

CHAPITRE 4
RÉSULTATS

Au total, 28 rats albinos femelles adultes en gestation ont été divisés en quatre groupes : A, B, C et D (n=7 chacun). *Le ginkgo biloba* a été administré par voie orale à raison de 3,5, 7 et 14 mg/kg/jour aux groupes A, B et C respectivement, tandis que le groupe D a servi de contrôle et a reçu 1 ml d'eau au lieu du médicament, du 8th au 20th jour de la gestation. Les mères ont été pesées le premier jour de chaque trimestre et on a vérifié leur prise de poids et les signes de toxicité. Une analyse statistique a été effectuée pour vérifier les effets du *Ginkgo biloba* sur le poids de naissance et la genèse rénale chez les rats albinos. Les résultats sont décrits ci-dessous en détail :

4.1 Effets du *Ginkgo biloba* sur la prise de poids de la mère pendant la grossesse, chez les rats albinos

4.1.1 Gain de poids maternel pendant les trois trimestres de la grossesse après traitement au *Ginkgo biloba* chez les rats albinos

Après administration de 3,5, 7 et 14 mg/kg/jour de *Ginkgo biloba* aux groupes A, B et C (n=7), le gain de poids maternel pendant la gestation chez les rats albinos a été comparé à celui du groupe témoin D, qui a reçu de l'eau au lieu du médicament (n=7).

Au cours du premier trimestre, le gain de poids moyen ±SE 13,3±5,1 dans le groupe A, 12,3±3,8 dans le groupe B et 11,7±4,2 dans le groupe C n'a pas montré de variation significative par rapport au groupe D 12,8±4,6 au cours du premier trimestre.

Une tendance similaire a été suivie au cours des trimestres suivants, dans les groupes A, B et C traités. Le gain de poids maternel était non significativement différent dans tous les groupes traités (26.6±4.9) par rapport au groupe de contrôle non traité (25.4±5.4) à la fin du deuxième trimestre tandis que (45.6±5.9) dans le groupe traité et 43.4±8.5 dans le groupe de contrôle à la fin du troisième trimestre.

Les résultats sont présentés dans le tableau 4.1.1.

Tableau 4.1.1 : Analyse de la variance pour le poids des femmes enceintes des différents groupes traités avec le *Ginkgo biloba* pendant les trimestres 2nd et 3rd par rapport aux femmes du groupe témoin.

Gain de poids moyen de la mère (gm)	Groupes Groupe A	Groupe B	Groupe C	Groupe D
Jour 1-7	13.3±5.1	12.3±3.8	11.7±4.2	12.8±4.6

Jour 7-16	27.3 ±6.9	25.4±4.5	26.6±4.9	25.4±5.4
Jour 16-21	38.2±5.4	44.6±5.7	45.6±5.9	43.4±8.5
Jour 1-21	78.8±12.3	74.6±8.7	76.5±8.5	76.8±9.5

NS = Non significatif (P>0,05) ;

Tableau des moyennes de poids des femelles enceintes des différents groupes traités au *Ginkgo biloba* pendant les trimestres 2nd et 3rd par rapport aux femelles du groupe témoin.

Groupe	Moyenne ± SE
Groupe A	78.8 ± 0.045 A
Groupe B	74.2 ± 0.043 B
Groupe C	75.3 ± 0.047 C
Groupe D	75.5 ± 0.038 A

4.1.2 Calcul des doses :

Les doses pour chaque femelle enceinte dans les trois groupes traités ont été calculées en fonction du poids, selon la formule déjà mentionnée, et ont été administrées par gavage oral une fois par jour.

Tableau 4.1.2 : Dose calculée de *Ginkgo biloba* en fonction du poids de chaque animal dans 2nd semestre (jour 8th à 14th) pour les groupes A, B et C tandis que D a administré 1ml d'eau à la place du médicament.

N° Sr.	Animaux	Poids des animaux (g) au jour 8th	Dose calculée (mg)	Dose calculée (ml)
01	A-1	219	0.766	0.0319
02	A-2	216	0.756	0.0314
03	A-3	219	0.766	0.0319
04	A-4	215	0.753	0.0313
05	A-5	215	0.753	0.0313
06	A-6	218	0.763	0.0317
07	A-7	223	0.780	0.0324
08	B-1	218	1.526	0.0635
09	B-2	232	1.624	0.0676
10	B-3	218	1.526	0.0635
11	B-4	207	1.499	0.0602

12	B-5	219	1.533	0.0638
13	B-6	215	1.505	0.0626
14	B-7	216	1.512	0.0628
15	C-1	205	2.870	0.1194
16	C-2	238	3.332	0.1386
17	C-3	220	3.080	0.1263
18	C-4	237	3.318	0.1360
19	C-5	210	2.940	0.1223
20	C-6	212	2.968	0.1234
21	C-7	223	3.122	0.1298
22	D-1	218	1	1
23	D-2	214	1	1
24	D-3	221	1	1
25	D-4	220	1	1
26	D-5	234	1	1
27	D-6	220	1	1
28	D-7	218	1	1

* Les animaux ont été pesés et la dose nécessaire a été calculée en conséquence.

Tableau 4.1.3 : Dose calculée de *Ginkgo biloba* en fonction du poids de chaque animal dans 3 semestres[rd] (jour 15th à 21th) pour les groupes A, B et C tandis que D a administré 1ml d'eau à la place du médicament.

N° Sr.	Animaux	Poids des animaux (g) au jour 15	Dose calculée (mg)	Dose calculée (ml)
01	A-1	230	0.805	0.0334
02	A-2	225	0.787	0.0327
03	A-3	228	0.798	0.0331
04	A-4	225	0.787	0.0327
05	A-5	226	0.791	0.0324
06	A-6	228	0.798	0.0332
07	A-7	233	0.816	0.0339
08	B-1	225	1.575	0.0655
09	B-2	240	1.680	0.0699
10	B-3	230	1.610	0.0669
11	B-4	215	1.505	0.0626
12	B-5	230	1.610	0.0669

13	B-6	230	1.610	0.0669
14	B-7	223	1.561	0.0649
15	C-1	200	2.800	0.1164
16	C-2	240	3.360	0.1398
17	C-3	215	3.010	0.1252
18	C-4	240	3.360	0.1398
19	C-5	210	2.940	0.1223
20	C-6	220	3.080	0.1281
21	C-7	233	3.262	0.1356
22	D-1	230	1	1
23	D-2	228	1	1
24	D-3	231	1	1
25	D-4	230	1	1
26	D-5	240	1	1
27	D-6	230	1	1
28	D-7	230	1	1

4.2 Effets du Ginkgo *biloba* sur les paramètres morphométriques des nouveau-nés atteints chez les rats albinos

4.2.1 Poids à la naissance des nouveau-nés atteints

Le poids des nouveau-nés des mères des groupes A, B et C (n=28) traités au *Ginkgo biloba* (A@ 3,5. B@ 7 et C @ 14 mg/kg/jour) pendant les deuxième et troisième trimestres a été comparé à celui des nouveau-nés du groupe témoin dont la mère a reçu de l'eau au lieu du médicament. Seuls quatre petits de chaque femelle enceinte ont été sélectionnés. Le poids moyen ±SE des nouveau-nés des rats albinos du groupe A (4,57±0,045) n'était pas significativement différent de celui du groupe témoin D (4,69±0,038), mais le groupe B (4,39±0,043) et le groupe C (4,2±0,047) ont montré une réduction significative en fonction de la dose. Les résultats sont présentés dans la figure 4.2.1. et le tableau 4.2.1.

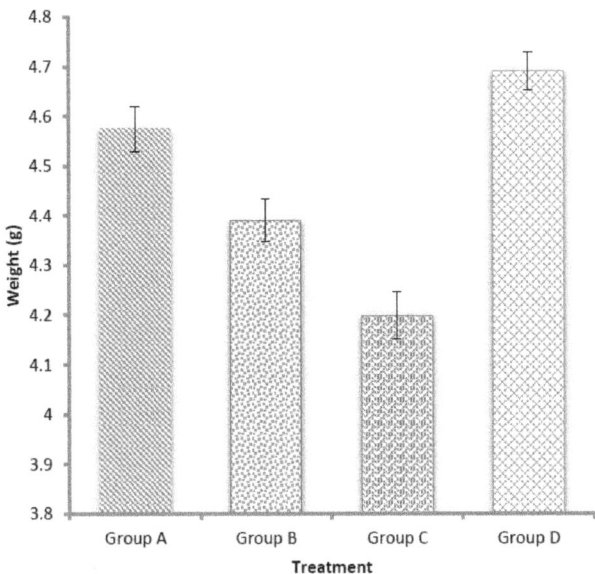

Figure 4.2.1 : Moyenne ±SE pour le poids de naissance néonatal après traitement des mères avec l'extrait de *Ginkgo biloba* pendant les trimestres de grossesse 2nd et 3rd par rapport au contrôle.

Tableau 4.2.1 : Tableau d'analyse de la variance pour le poids de naissance néonatal après traitement des mères avec l'extrait de *Ginkgo biloba* pendant les trimestres de grossesse 2nd et 3rd.

Source de variation	Degré de liberté	Somme des carrés	Carrés moyens	Valeur F
Groupe	3	0.97415	0.32472	24.43**
Erreur	24	0.31906	0.01329	
Total	27	1.29321		

** = Hautement significatif (P<0,01)

Tableau des moyennes ±SE pour le poids de naissance néonatal après traitement des mères avec l'extrait de *Ginkgo biloba* pendant les trimestres de grossesse 2nd et 3rd.

Groupe	Moyenne ± SE
Groupe A	4.57 ± 0.045 A
Groupe B	4.39 ± 0.043 B
Groupe C	4.20 ± 0.047 C
Groupe D	4.69 ± 0.038 A

ABCD : Les différents alphabets d'une colonne diffèrent de manière significative à (p≤0.01)

4.2.2 Longueur de la couronne

La longueur de la couronne des nouveau-nés des mères des groupes A, B et C (n=28) traitées au *Ginkgo biloba* (A @ 3,5, B@ 7 et C @ 14 mg/kg/jour) pendant les deuxième et troisième trimestres a été comparée à celle des nouveau-nés du groupe témoin dont la mère a reçu de l'eau au lieu de médicaments. Seuls quatre petits de chaque femelle ont été sélectionnés. La longueur moyenne ±SE de la croupe des nouveau-nés des rats albinos du groupe A (6,50±0,028) diffère légèrement de celle des nouveau-nés du groupe témoin (6,78±0,08), mais la longueur moyenne de la croupe des nouveau-nés du groupe B (6,48±0,057) et du groupe C (6,07±0,034) a montré une réduction significative en fonction de la dose administrée. Les résultats sont présentés dans la figure 4.2.2 et le tableau 4.2.2.

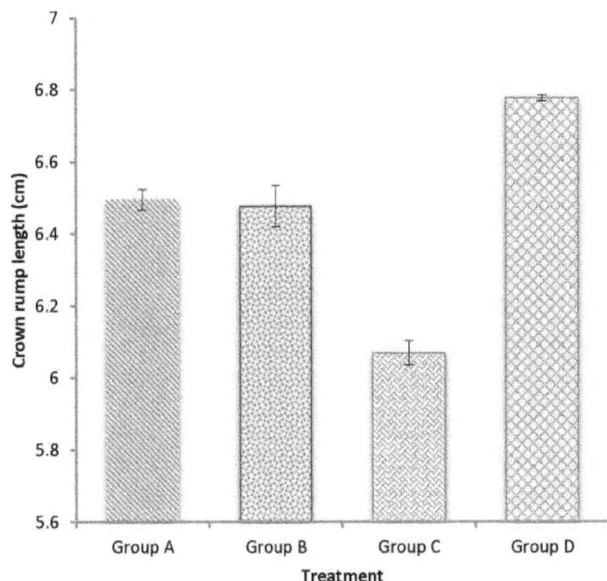

Figure 4.2.2 : Moyenne ±SE pour la longueur de la couronne (cm) des nouveau-nés de rats albinos après le traitement des mères avec l'extrait de *Ginkgo biloba* pendant les trimestres 2nd et 3rd de la grossesse, par rapport au contrôle.

Tableau 4.2.2 : Analyse de la variance pour la moyenne ±SE de la longueur de la couronne (cm) des nouveau-nés de rats albinos après le traitement des mères avec l'extrait de *Ginkgo biloba* pendant les trimestres 2nd et 3rd de la grossesse en comparaison avec le contrôle.

Source de variation	Degré de liberté	Somme des carrés	Carrés moyens	Valeur F
Groupe	3	1.77261	0.59087	63.68**
Erreur	24	0.22269	0.00928	
Total	27	1.99530		

** = Hautement significatif (P<0,01)

Tableau des moyennes ±SE pour la longueur de la croupe (cm) des nouveau-nés de rats albinos après traitement des mères avec l'extrait de *Ginkgo biloba* pendant les trimestres 2nd et 3rd de la grossesse en comparaison avec le contrôle.

Groupe	Moyenne ± SE
Groupe A	6.50 ± 0.028 B
Groupe B	6.48 ± 0.057 B
Groupe C	6.07 ± 0.034 C
Groupe D	6.78 ± 0.008 A

ABCD : Les différents alphabets d'une colonne diffèrent de manière significative à (p≤0.01)

4.2.3 Le périmètre crânien des nouveau-nés

Le périmètre crânien des nouveau-nés des mères des groupes A, B et C (n=28) traités au *Ginkgo biloba* (A@ 3,5. B@ 7 et C @ 14 mg/kg/jour) pendant les deuxième et troisième trimestres a été comparé à celui des nouveau-nés du groupe témoin dont la mère a reçu de l'eau au lieu du médicament. Seuls quatre petits de chaque femelle ont été sélectionnés. La moyenne ±SE du périmètre crânien des nouveau-nés des rats albinos du groupe A (3,23±0,011) ne différait pas de celle du groupe témoin (3,23±0,011) mais le périmètre crânien moyen des nouveau-nés du groupe B (3,12±0,26) et du groupe C (2,9±0,025) a montré une réduction significative de manière dépendante de la dose. Les résultats sont présentés dans la figure 4.2.3 et le tableau 4.2.3.

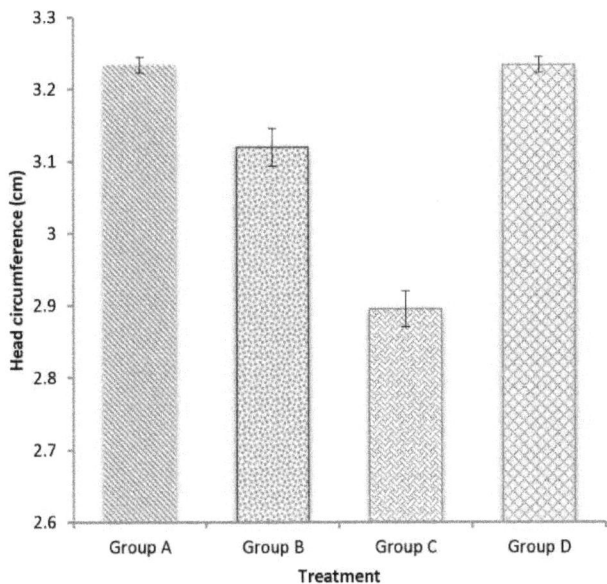

Figure 4.2.3 : Moyenne ±SE pour la circonférence de la tête (cm) des nouveau-nés des rats albinos après le traitement des mères avec l'extrait de *Ginkgo biloba* pendant les trimestres 2nd et 3rd de la grossesse par rapport au contrôle.

Tableau 4.2.3 : Tableau d'analyse de la variance pour la circonférence de la tête des nouveau-nés de rats albinos après le traitement des mères avec l'extrait de *Ginkgo biloba* pendant les trimestres 2nd et 3rd de la grossesse en comparaison avec le contrôle.

Source de variation	Degré de liberté	Somme des carrés	Carrés moyens	Valeur F
Groupe	3	0.53495	0.17832	66.54**
Erreur	24	0.06431	0.00268	
Total	27	0.59927		

** = Hautement significatif (P<0,01)

Tableau de la moyenne ±SE pour la circonférence de la tête (cm) des nouveau-nés de rats albinos après le traitement des mères avec l'extrait de *Ginkgo biloba* pendant les trimestres 2nd et 3rd de la grossesse en comparaison avec le contrôle.

Groupe	Moyenne ± SE
Groupe A	3.23 ± 0.011 A
Groupe B	3.12 ± 0.026 B
Groupe C	2.90 ± 0.025 C
Groupe D	3.23 ± 0.011 A

ABCD : Les différents alphabets d'une colonne diffèrent de manière significative à (p≤0.01)

4.2.4 Circonférence abdominale des nouveau-nés :

La circonférence abdominale des nouveau-nés des mères des groupes A, B et C (n=28) traités au *Ginkgo biloba* (A@ 3,5. B@ 7 et C @ 14 mg/kg/jour) pendant les deuxième et troisième trimestres a été comparée à celle des nouveau-nés du groupe témoin dont la mère a reçu de l'eau au lieu du médicament. Seuls quatre petits de chaque femelle ont été sélectionnés. La moyenne ±SE de la circonférence abdominale des nouveau-nés des rats albinos du groupe A (3,12±0,026) n'était pas significativement différente de celle du groupe témoin (3,12±0,013), mais la circonférence abdominale moyenne des nouveau-nés du groupe B (3,42±0,013) et du groupe C (3,57±0,019) a montré une augmentation significative en fonction de la dose. Les résultats sont présentés dans la figure 4.2.4 et le tableau 4.2.4.

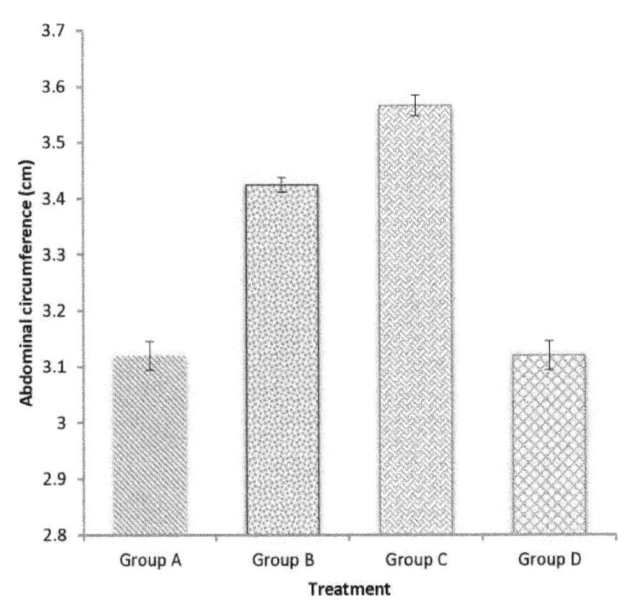

Figure 4.2.4 : Moyenne ±SE pour la circonférence abdominale (cm) des nouveau-nés de rats albinos après traitement des mères avec l'extrait de *Ginkgo biloba* pendant les trimestres 2nd et 3rd de la grossesse par rapport au contrôle.

Tableau 4.2.4 : Tableau d'analyse de la variance pour la circonférence abdominale (cm) des nouveau-nés de rats albinos après le traitement des mères avec l'extrait de *Ginkgo biloba* pendant les trimestres 2nd et 3rd de la grossesse par rapport au contrôle.

Source de variation	Degré de liberté	Somme des carrés	Carrés moyens	Valeur F
Groupe	3	1.05438	0.35146	107.67**
Erreur	24	0.07834	0.00326	
Total	27	1.13273		

** = Hautement significatif (P<0,01)

Tableau de la moyenne ±SE pour la circonférence abdominale (cm) des nouveau-nés de rats albinos après traitement des mères avec l'extrait de *Ginkgo biloba* pendant les trimestres 2nd et 3rd de la grossesse par rapport au contrôle.

Groupe	Moyenne ± SE
Groupe A	3.12 ± 0.026 C
Groupe B	3.42 ± 0.013 B
Groupe C	3.57 ± 0.019 A
Groupe D	3.12 ± 0.026 C

ABCD : Les différents alphabets d'une colonne diffèrent de manière significative à (p≤0.01)

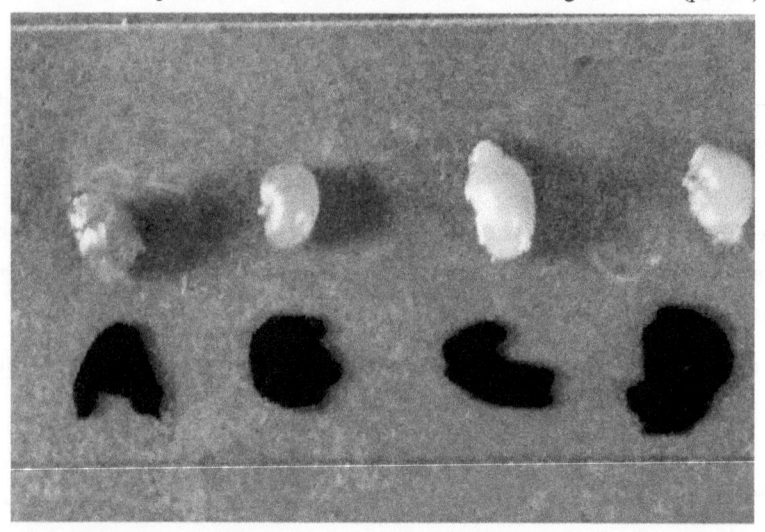

Planche 1 : Photo de l'aspect brut des reins néonatals des différents groupes traités avec différentes doses de *Ginkgo biloba*.

4.3 Effets du *Ginkgo biloba* sur les paramètres morphométriques des reins néonataux chez les rats albinos

4.3.1 Poids des reins néonataux :

Le poids des reins néonatals des mères des groupes A, B et C (n=56) traitées au *Ginkgo biloba* (A@ 3,5. B@ 7 et C @ 14 mg/kg/jour) pendant les deuxième et troisième trimestres a été comparé à celui des reins néonatals du groupe témoin D dont la mère a reçu de l'eau au lieu du médicament. Seuls quatre petits de chaque femelle ont été sélectionnés. Le poids moyen ±SE (mg) des reins néonatals des rats albinos du groupe A (20,84± 0,018) n'était pas significativement différent de celui du groupe témoin (21,75±0,041), mais le poids moyen des reins néonatals du groupe B (22,62±0,051) et du groupe C (23,3±0,052) a montré une augmentation significative en fonction de la dose. Les résultats sont présentés dans la figure 4.3.1 et le tableau 4.3.1.

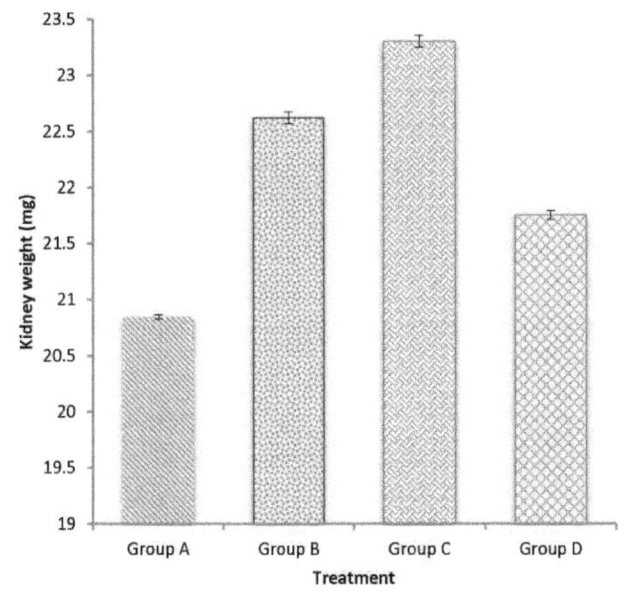

Figure 4.3.1 : Moyenne ±SE du poids (mg) des reins néonataux de rats albinos après traitement maternel avec l'extrait de *Ginkgo biloba* pendant les trimestres 2nd et 3rd de la grossesse, par rapport au contrôle.

Tableau 4.3.1 : Tableau d'analyse de la variance pour le poids (mg) des reins néonataux de rats albinos après le traitement des mères avec l'extrait de *Ginkgo biloba* pendant les trimestres 2nd et 3rd de la grossesse en comparaison avec le contrôle.

Source de variation	Degré de liberté	Somme des carrés	Carrés moyens	Valeur F
Groupe	3	23.9200	7.9733	621.65**
Erreur	24	0.3078	0.0128	
Total	27	24.2279		

** = Hautement significatif (P<0,01)

Tableau des moyennes ±SE du poids des reins néonataux (mg) des rats albinos après traitement des mères avec l'extrait de *Ginkgo biloba* pendant les trimestres 2nd et 3rd de la grossesse en comparaison avec le contrôle.

Groupe	Moyenne ± SE
Groupe A	20.84 ± 0.018 D
Groupe B	22.62 ± 0.051 B
Groupe C	23.30 ± 0.052 A
Groupe D	21.75 ± 0.041 C

ABCD : Les différents alphabets d'une colonne diffèrent de manière significative à (p≤0.01)

4.3.2 Longueur des reins néonataux

La longueur des reins néonatals des mères des groupes A, B et C (n=56) traitées avec différentes doses de *Ginkgo biloba* (A@ 3,5. B@ 7 et C @ 14 mg/kg/jour) pendant les deuxième et troisième trimestres a été comparée à la longueur des reins néonatals du groupe témoin dont la mère a reçu de l'eau au lieu de médicaments. Seuls quatre petits de chaque femelle ont été sélectionnés. La longueur moyenne ±SE des reins néonataux des rats albinos du groupe A (3,68±0,060) et du groupe B (4,98±0,051) a montré une réduction de la longueur par rapport au groupe témoin (5,27±0,100), mais le groupe C (6±0,027) a montré une augmentation significative. Les résultats sont présentés dans la figure 4.3.2 et le tableau 4.3.2.

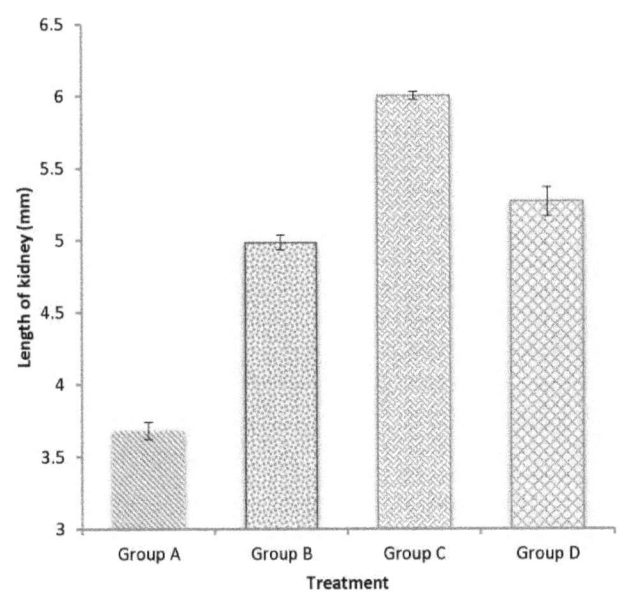

Figure 4.3.2 : Moyenne ±SE pour la longueur du rein néonatal (mm) des rats albinos après traitement maternel avec l'extrait de *Ginkgo biloba* pendant les trimestres 2nd et 3rd de la grossesse, par rapport au contrôle.

Tableau 4.3.2 : Tableau d'analyse de la variance pour la longueur des reins néonataux (mm) des rats albinos après le traitement des mères avec l'extrait de *Ginkgo biloba* pendant les trimestres 2nd et 3rd de la grossesse en comparaison avec le contrôle.

Source de variation	Degré de liberté	Somme des carrés	Carrés moyens	Valeur F
Groupe	3	19.6955	6.5652	221.81**
Erreur	24	0.7103	0.0296	
Total	27	20.4059		

** = Hautement significatif (P<0,01)

Tableau des moyennes ±SE pour la longueur des reins néonataux (mm) de rats albinos après traitement maternel avec l'extrait de *Ginkgo biloba* pendant les trimestres 2nd et 3rd de la grossesse par rapport au contrôle.

Groupe	Moyenne ± SE
Groupe A	3.68 ± 0.060 D
Groupe B	4.98 ± 0.051 C
Groupe C	6.00 ± 0.027 A
Groupe D	5.27 ± 0.100 B

ABCD : Les différents alphabets d'une colonne diffèrent de manière significative à (p≤0.01)

4.3.3 Largeur des reins néonataux

La largeur des reins néonatals des mères des groupes A, B et C (n=56) traitées avec différentes doses de Ginkgo *biloba* (A@ 3,5. B@ 7 et C @ 14 mg/kg/jour) pendant les deuxième et troisième trimestres a été comparée à la largeur des reins néonatals du groupe témoin dont la mère a reçu de l'eau au lieu de médicaments. Seuls quatre petits de chaque femelle ont été sélectionnés. La largeur moyenne ±SE des nouveau-nés des rats albinos du groupe A (2,95±0,037) ne diffère pas de celle du groupe témoin (2,89±0,100) mais la largeur moyenne des reins néonataux du groupe B (3,68±0,060) et du groupe C (3,70±0,060) a montré une augmentation significative de la taille de manière dépendante de la dose. Les résultats sont présentés dans la figure 4.3.3 et le tableau 4.3.3.

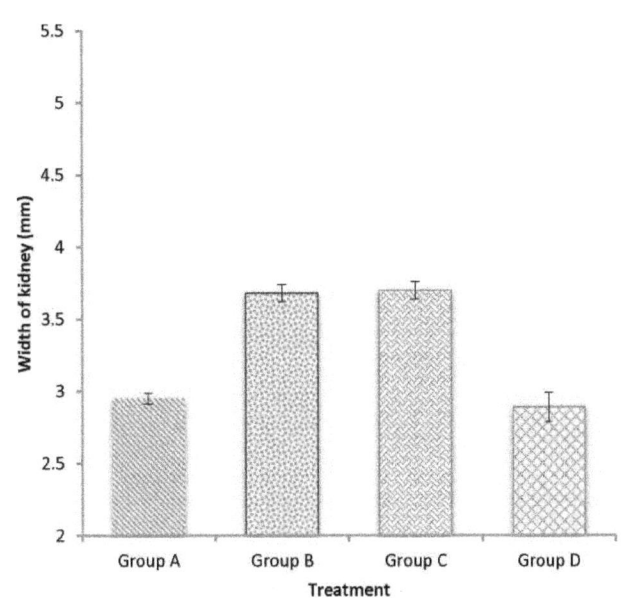

[Bar chart: Width of kidney (mm) vs Treatment — Group A ≈ 2.95, Group B ≈ 3.7, Group C ≈ 3.7, Group D ≈ 2.9]

Figure 4.3.3 : Moyenne ±SE pour la largeur du rein néonatal (mm) de rats albinos après traitement maternel avec l'extrait de *Ginkgo biloba* pendant les trimestres 2nd et 3rd de la grossesse, par rapport au contrôle.

Tableau 4.3.3 : Tableau d'analyse de la variance pour la largeur des reins néonataux (mm) de rats albinos après le traitement des mères avec l'extrait de *Ginkgo biloba* pendant les trimestres 2nd et 3rd de la grossesse par rapport au contrôle.

Source de variation	Degré de liberté	Somme des carrés	Carrés moyens	Valeur F
Groupe	3	20.0742	6.6914	206.75**
Erreur	24	0.7768	0.0324	
Total	27	20.8510		

** = Hautement significatif (P<0,01)

Tableau des moyennes ±SE pour la largeur des reins néonataux (mm) de rats albinos après traitement maternel avec l'extrait de *Ginkgo biloba* pendant les trimestres 2nd et 3rd de la grossesse par rapport au contrôle.

Groupe	Moyenne ± SE
Groupe A	2.95 ± 0.037 C
Groupe B	3.68 ± 0.060 B
Groupe C	3.70 ± 0.060 B
Groupe D	2.89 ± 0.100 A

ABCD : Les différents alphabets d'une colonne diffèrent de manière significative à (p≤0.01)

4.4 Paramètres histomorphiques des reins néonatals

4.4.1 Épaisseur corticale des reins néonataux (mm) de rats albinos :

La largeur du cortex rénal des reins néonatals des mères des groupes A, B et C, traitées avec différentes doses de *Ginkgo biloba* au cours des deuxième et troisième trimestres, a été comparée à la largeur du cortex des reins néonatals du groupe témoin dont la mère a reçu de l'eau au lieu du médicament. Seuls quatre petits de chaque femelle ont été sélectionnés. La largeur moyenne ±SE du cortex des reins des rats albinos nouveau-nés du groupe A (0,88±0,017 mm) ne diffère pas de la largeur moyenne de l'épaisseur du cortex rénal néonatal du groupe témoin (0,80±0,014 mm), mais la largeur moyenne du cortex rénal néonatal du groupe B (1,21±0,010 mm) et du groupe C (1,06±0,011) a montré une augmentation significative de la taille d'une manière dépendante de la dose. Les résultats sont présentés dans la figure 4.4.1 et le tableau 4.4.1.

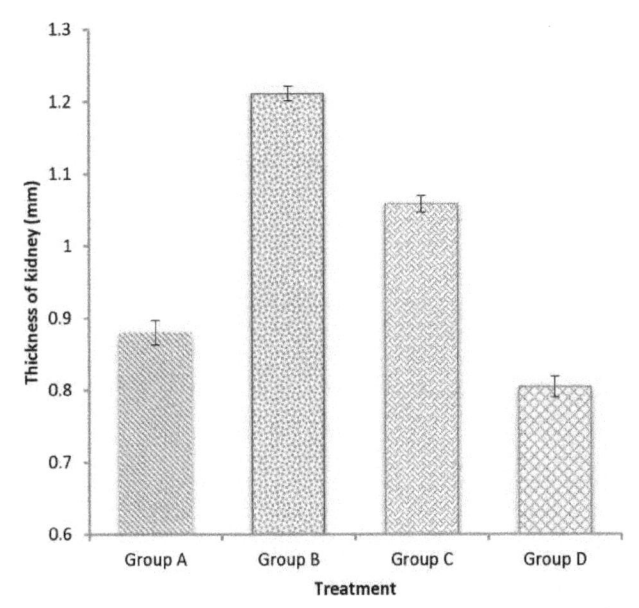

[Bar chart: Thickness of kidney (mm) vs Treatment; Group A ≈ 0.88, Group B ≈ 1.21, Group C ≈ 1.06, Group D ≈ 0.81]

Figure 4.4.1 : Moyenne ±SE pour l'épaisseur corticale du rein néonatal (mm) de rats albinos après traitement maternel avec l'extrait de *Ginkgo biloba* pendant les trimestres 2nd et 3rd de la grossesse, par rapport au contrôle.

Tableau 4.4.1 : Tableau d'analyse de la variance pour l'épaisseur corticale du rein néonatal (mm) de rats albinos après traitement des mères avec l'extrait de *Ginkgo biloba* pendant les trimestres 2nd et 3rd de la grossesse en comparaison avec le contrôle.

Source de variation	Degré de liberté	Somme des carrés	Carrés moyens	Valeur F
Groupe	3	0.70220	0.23407	186.37**
Erreur	24	0.03014	0.00126	
Total	27	0.73234		

** = Hautement significatif (P<0,01)

Tableau des moyennes ±SE pour l'épaisseur corticale du rein néonatal (mm) de rats albinos après traitement maternel avec l'extrait de *Ginkgo biloba* pendant les trimestres 2nd et 3rd de la grossesse par rapport au contrôle.

Groupe	Moyenne ± SE
Groupe A	0.88 ± 0.017 C
Groupe B	1.21 ± 0.010 A
Groupe C	1.06 ± 0.011 B
Groupe D	0.80 ± 0.014 D

ABCD : Les différents alphabets d'une colonne diffèrent de manière significative à (p≤0.01)

4.4.2 Épaisseur de la médullaire des reins néonataux (mm) de rats albinos

La largeur de la moelle rénale des reins néonataux, provenant des mères des groupes A, B et C, traités avec différentes doses de *Ginkgo biloba* pendant les deuxième et troisième trimestres, a été comparée à la largeur de la moelle rénale des reins néonataux du groupe témoin dont la mère a reçu de l'eau à la place du médicament. La largeur moyenne (±SEM) de la moelle des reins des rats albinos nouveau-nés du groupe A (1,80±0,007) ne diffère pas de la largeur moyenne de l'épaisseur de la moelle rénale néonatale du groupe témoin (1,89±0,012mm), mais la largeur moyenne de la moelle rénale néonatale du groupe B (2,50±0,011mm) et du groupe C (2,81±0,013) a montré une augmentation significative de la taille de manière dépendante de la dose. Les résultats sont présentés dans la figure 4.4.2 et le tableau 4.4.2.

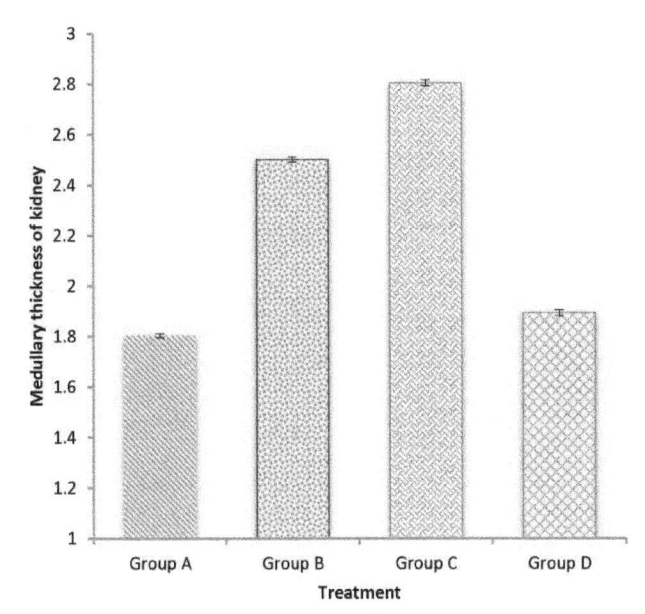

Figure 4.4.2 : Moyenne ±SE de l'épaisseur médullaire du rein néonatal (mm) des mères albinos traitées avec l'extrait de *Ginkgo biloba* pendant les trimestres 2nd et 3rd de la grossesse, comparée au contrôle.

Tableau 4.4.2 : Tableau d'analyse de la variance pour l'épaisseur médullaire du rein néonatal (mm) des mères albinos traitées avec l'extrait de *Ginkgo biloba* pendant les trimestres 2nd et 3rd de la grossesse en comparaison avec le contrôle.

Source de variation	Degré de liberté	Somme des carrés	Carrés moyens	Valeur F
Groupe	3	4.8805	1.6268	2012.59**
Erreur	24	0.0194	0.0008	
Total	27	4.8999		

** = Hautement significatif (P<0,01)

Tableau de la moyenne ±SE pour l'épaisseur médullaire du rein néonatal (mm) de rats albinos après traitement maternel avec l'extrait de *Ginkgo biloba* pendant les trimestres 2nd et 3rd de la grossesse en comparaison avec le contrôle.

Groupe	Moyenne ± SE
Groupe A	1.80 ± 0.007 D
Groupe B	2.50 ± 0.011 B
Groupe C	2.81 ± 0.013 A
Groupe D	1.89 ± 0.012 C

ABCD : Les différents alphabets d'une colonne diffèrent de manière significative à ($p \leq 0.01$)

4.4.3 Diamètre des glomérules de reins néonataux de rats albinos

La largeur des glomérules rénaux des reins néonataux des mères des groupes A, B et C, traités avec différentes doses de *Ginkgo biloba* au cours des deuxième et troisième trimestres, a été comparée à celle du groupe témoin dont la mère a reçu de l'eau au lieu du médicament. La largeur moyenne ±SE des glomérules rénaux des nouveau-nés de rats albinos du groupe A (119,5µm) ne diffère pas de celle du groupe témoin (120µm), mais le diamètre moyen des glomérules rénaux néonataux du groupe B (120µm) et du groupe C (121µm) a montré une augmentation de la taille en fonction de la dose. Les résultats sont présentés dans la figure 4.4.3 et le tableau 4.4.3.

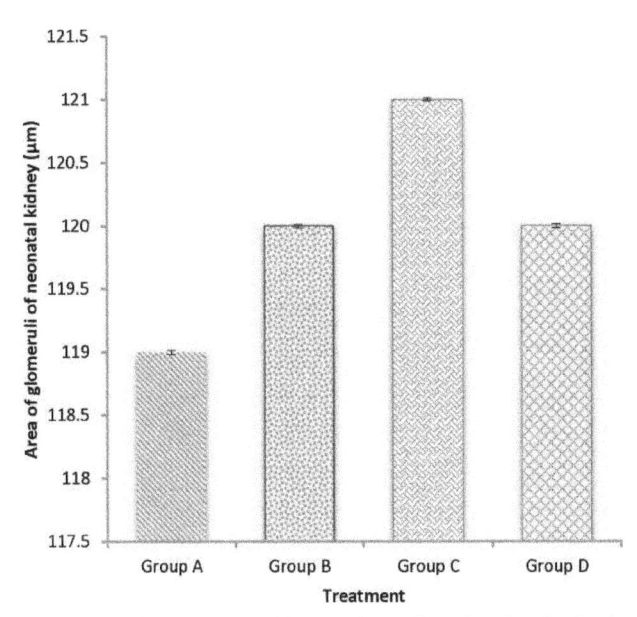

Figure 4.4.3 : Moyenne ±SE pour la surface des glomérules (gm) des reins néonataux de rats albinos après traitement des mères avec l'extrait de *Ginkgo biloba* pendant les trimestres 2nd et 3rd de la grossesse par rapport au contrôle.

Tableau 4.4.3 : Tableau d'analyse de la variance pour la surface des glomérules (μm) des reins néonataux de rats albinos après le traitement des mères avec l'extrait de *Ginkgo biloba* pendant 2nd et 3rd trimestre de la grossesse par rapport au contrôle.

Source de variation	Degré de liberté	Somme des carrés	Carrés moyens	Valeur F
Groupe	3	0.92220	0.25408	186.37
Erreur	24	0.05014	0.04123	
Total	27	0.93234		

** = Hautement significatif (P<0,01)

Tableau de la moyenne ±SE pour la surface des glomérules (µm) des reins néonataux de rats albinos après le traitement des mères avec l'extrait de *Ginkgo biloba* pendant 2nd et 3rd trimestre de la grossesse par rapport au contrôle.

Groupe	Moyenne ± SE
Groupe A	119± 0.017 B
Groupe B	120 ± 0.010 A
Groupe C	121 ± 0.011 B
Groupe D	120 ± 0.014 C

ABCD : Les différents alphabets d'une colonne diffèrent de manière significative à (p≤0.01)

4.4.4 Surface de la capsule de Bowman des reins néonataux

Le diamètre de la capsule de Bowman dans les reins néonatals des mères des groupes A, B et C traitées avec différentes doses de *Ginkgo biloba* au cours des deuxième et troisième trimestres a été comparé au diamètre de la capsule de Bowman des reins néonatals du groupe témoin dont la mère a reçu de l'eau au lieu du médicament. La moyenne ±SE du diamètre de la capsule de Bowman des reins néonataux chez les rats albinos du groupe A (10,8±0,004µm) ne diffère pas de celle du groupe témoin (10,89±0,062µm), mais le groupe B (12,5±0,043µm) et le groupe C (14,81±0,021µm) ont montré une légère augmentation de la taille en fonction de la dose. Les résultats sont présentés dans la figure 4.4.4 et le tableau 4.4.4.

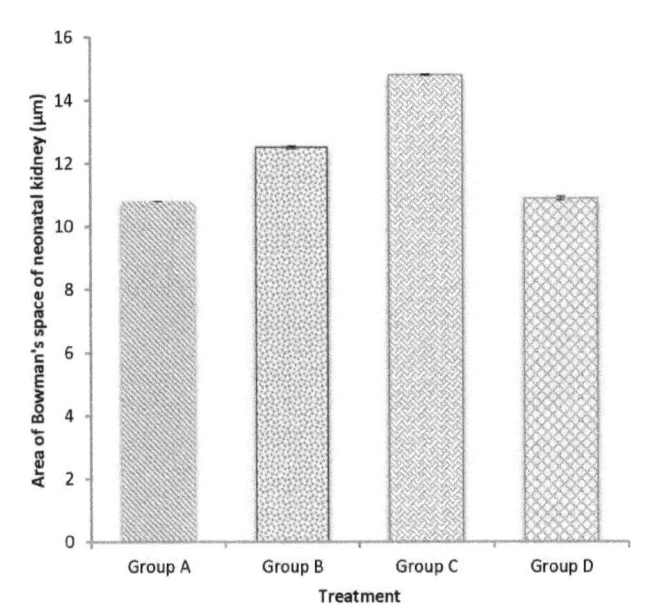

Figure 4.4.4 : Moyenne ±SE pour la surface de l'espace de Bowman (gm) du rein néonatal de rats albinos après traitement maternel avec l'extrait de *Ginkgo biloba* pendant les trimestres 2nd et 3rd de la grossesse, par rapport au contrôle.

Tableau 4.4.4 : Tableau d'analyse de la variance pour la surface de l'espace de Bowman (μm) du rein néonatal de rats albinos après le traitement des mères avec l'extrait de *Ginkgo biloba* pendant les trimestres 2nd et 3rd de la grossesse par rapport au contrôle.

Source de variation	Degré de liberté	Somme des carrés	Carrés moyens	Valeur F
Groupe	3	3.3506	1.1168	202.59
Erreur	24	0.1274	0.0062	
Total	27	3.4780		

** = Hautement significatif (P<0,01)

Tableau des moyennes ±SE pour la surface de l'espace de Bowman (μm) du rein néonatal de rats albinos après traitement maternel avec l'extrait de *Ginkgo biloba* pendant les trimestres 2nd et 3rd de la grossesse par rapport au contrôle.

Groupe	Moyenne ± SE
Groupe A	10.80 ± 0.004 D
Groupe B	12.50 ± 0.043 B
Groupe C	14.81 ± 0.021 A
Groupe D	10.89 ± 0.062 C

4.4.5 Diamètre des tubules proximaux des reins néonataux de rats albinos

Le diamètre des tubules proximaux des reins néonataux, provenant des mères des groupes A, B et C, traités avec différentes doses de *Ginkgo biloba* pendant les deuxième et troisième trimestres ont été comparés au diamètre des tubules proximaux des reins néonataux du groupe témoin dont la mère a reçu de l'eau au lieu du médicament. La moyenne ±SE des reins du diamètre néonatal des tubules proximaux des rats albinos du groupe A (59,93±0,105μm) diffère légèrement de celle du groupe témoin (62,22±0,288μm) mais le diamètre néonatal moyen des tubules proximaux du groupe B (59,71±0,184μm) et du groupe C (55,18±0,102μm) a montré une diminution significative de la taille de manière dépendante de la dose. Les résultats sont présentés dans la figure 4.4.5 et le tableau 4.4.5.

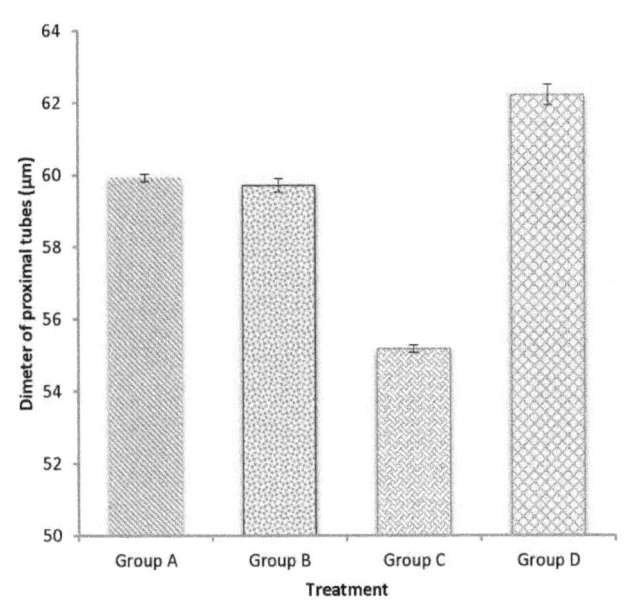

Figure 4.4.5 : Moyenne ±SE pour le diamètre des tubules convulsés proximaux (pm) des reins néonataux de rats albinos après traitement maternel avec l'extrait de *Ginkgo biloba* pendant les trimestres 2nd et 3rd de la grossesse, par rapport au contrôle.

Tableau 4.4.5 : Tableau d'analyse de la variance pour le diamètre des tubules proximaux (μm) des reins néonatals de rats albinos après le traitement des mères avec l'extrait de *Ginkgo biloba* pendant les trimestres 2nd et 3rd de la grossesse, comparé au contrôle.

Source de variation	Degrés de liberté	Somme des carrés	Carrés moyens	Valeur F
Groupe	3	182.311	60.770	251.36
Erreur	24	5.802	0.242	
Total	27	188.114		

** = Hautement significatif (P<0,01)

Tableau des moyennes ±SE pour le diamètre des tubules proximaux (µm) des reins néonataux de rats albinos après traitement des mères avec l'extrait de *Ginkgo biloba* pendant 2nd et 3rd trimestre de la grossesse par rapport au contrôle.

Groupe	Moyenne ± SE
Groupe A	59.93 ± 0.105 B
Groupe B	59.71 ± 0.184 B
Groupe C	55.18 ± 0.102 C
Groupe D	62.22 ± 0.288 A

ABCD : Les différents alphabets d'une colonne diffèrent de manière significative à (p≤0.01)

4.4.6 Diamètre des tubules convolutés distaux du rein néonatal de rats albinos

Le diamètre des tubules distaux des reins néonataux, provenant des mères des groupes A, B et C, traités avec différentes doses de *Ginkgo biloba* (A@ 3,5. B@ 7 et C @ 14 mg/kg/jour) pendant les deuxième et troisième trimestres ont été comparés au diamètre des tubules distaux des reins néonataux du groupe témoin dont la mère a reçu de l'eau au lieu de médicaments. La moyenne ±SE des reins du diamètre néonatal des tubules distaux des rats albinos du groupe A (30,11±0,074µm) ne diffère pas de celle du groupe témoin (30,27±0,114µm) mais le diamètre néonatal moyen des tubules distaux du groupe B (30,09±0,071µm) et du groupe C (27,47±0,183 µm) a montré une diminution significative de la taille de manière dépendante de la dose. Les résultats sont présentés dans la figure 4.4.6 et le tableau 4.4.6.

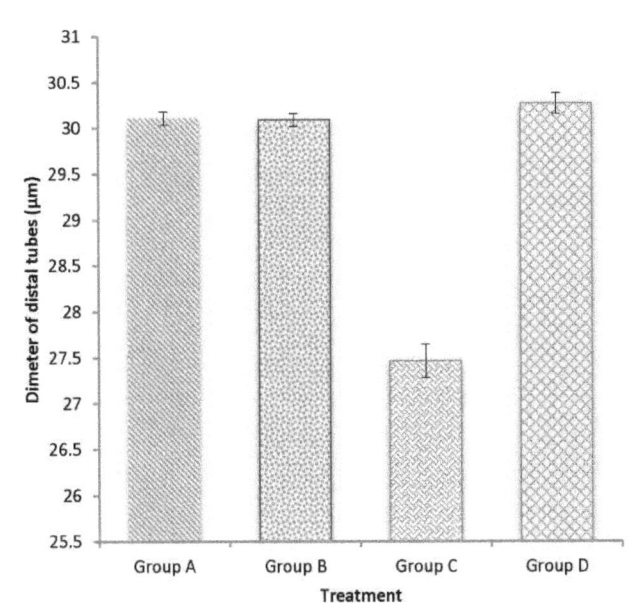

Figure 4.4.6 : Moyenne ±SE pour le diamètre des tubules convulsés distaux (μm) des reins néonataux de rats albinos après traitement maternel avec l'extrait de *Ginkgo biloba* pendant les trimestres 2nd et 3rd de la grossesse, par rapport au contrôle.

Tableau 4.4.6 : Tableau d'analyse de la variance pour le diamètre des tubules convulsés distaux (μm) des reins néonataux de rats albinos après le traitement des mères avec l'extrait de *Ginkgo biloba* pendant 2nd et 3rd trimestres de la grossesse par rapport au contrôle.

Source de variation	Degré de liberté	Somme des carrés	Carrés moyens	Valeur F
Groupe	3	38.128	12.709	127.45**
Erreur	24	2.393	0.100	
Total	27	40.521		

** = Hautement significatif (P<0,01)

Tableau des moyennes ±SE pour le diamètre des tubules convulsés distaux (µm) des reins néonataux de rats albinos après le traitement des mères avec l'extrait de *Ginkgo biloba* pendant 2nd et 3rd trimestre de la grossesse par rapport au contrôle.

Groupe	Moyenne ± SE
Groupe A	30.11 ± 0.074 A
Groupe B	30.09 ± 0.071 A
Groupe C	27.47 ± 0.183 B
Groupe D	30.27 ± 0.114 A

ABCD : Les différents alphabets d'une colonne présentent une différence significative (p<0,01).

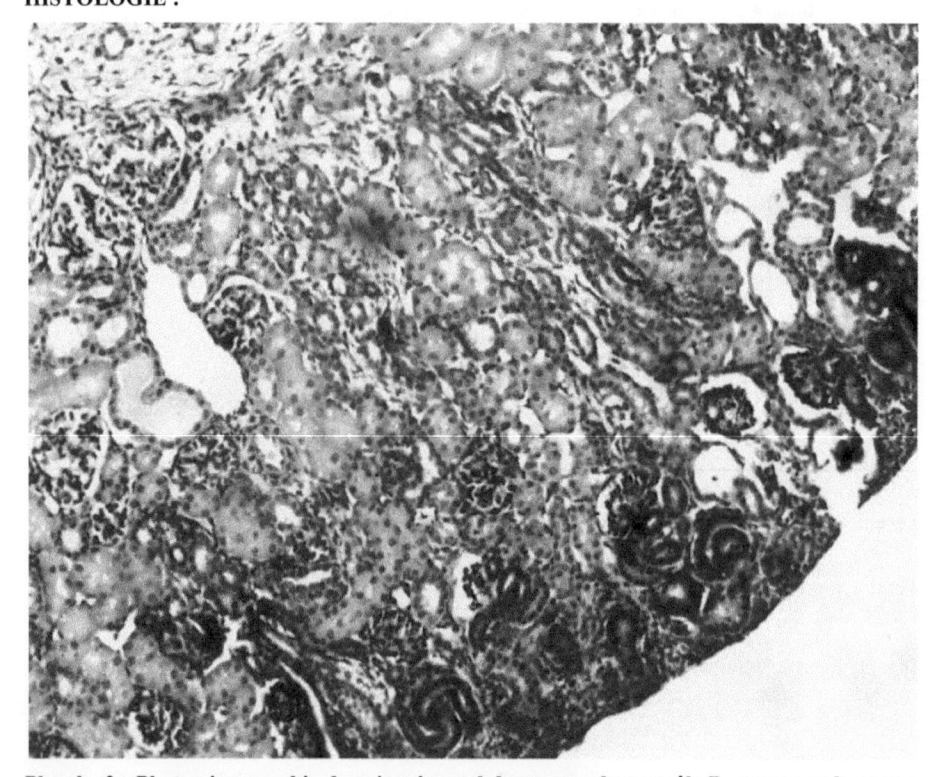

HISTOLOGIE :

Planche 2 : Photomicrographie du rein néonatal du groupe de contrôle D, montrant le cortex, la médulla, la capsule de Bowman, les glomérules, les tubules contournés proximaux et distaux et les tissus interstitiels. Hématoxyline et éosine (H & E) 200X.

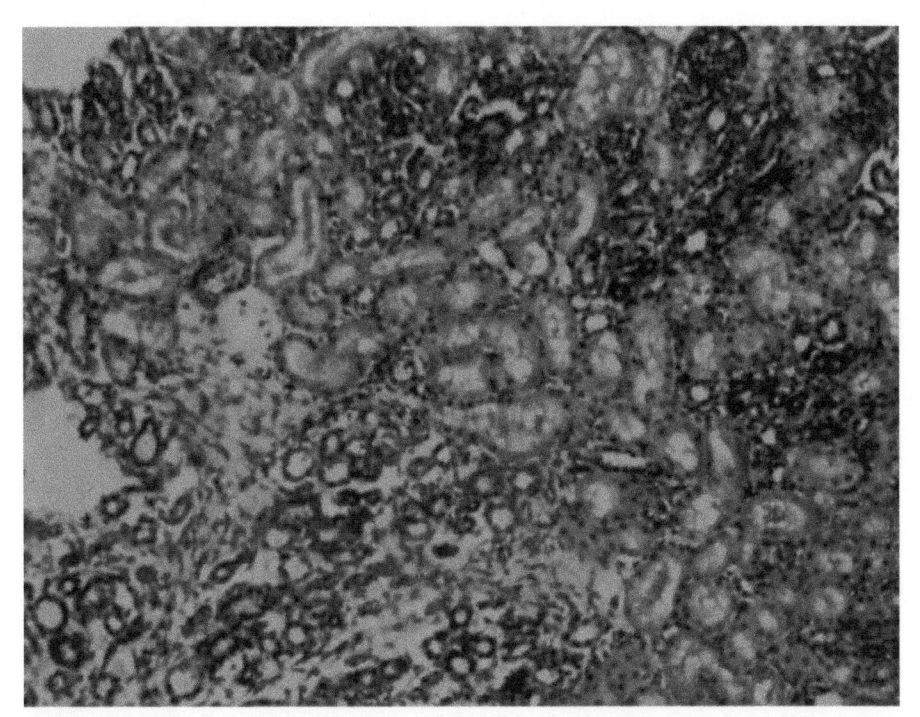

Planche 3 : L'image histologique du rein néonatal du groupe D, dont la mère a servi de groupe de contrôle, montre un espace interstitiel normal sans inflammation ni hémorragie. Les glomérules semblent normaux et bien définis. L'épithélium tubulaire est bien défini avec une hauteur cellulaire normale dans les tubules covulés proximaux et distaux. L'épithélium tubulaire est intact et présente un épithélium normal.

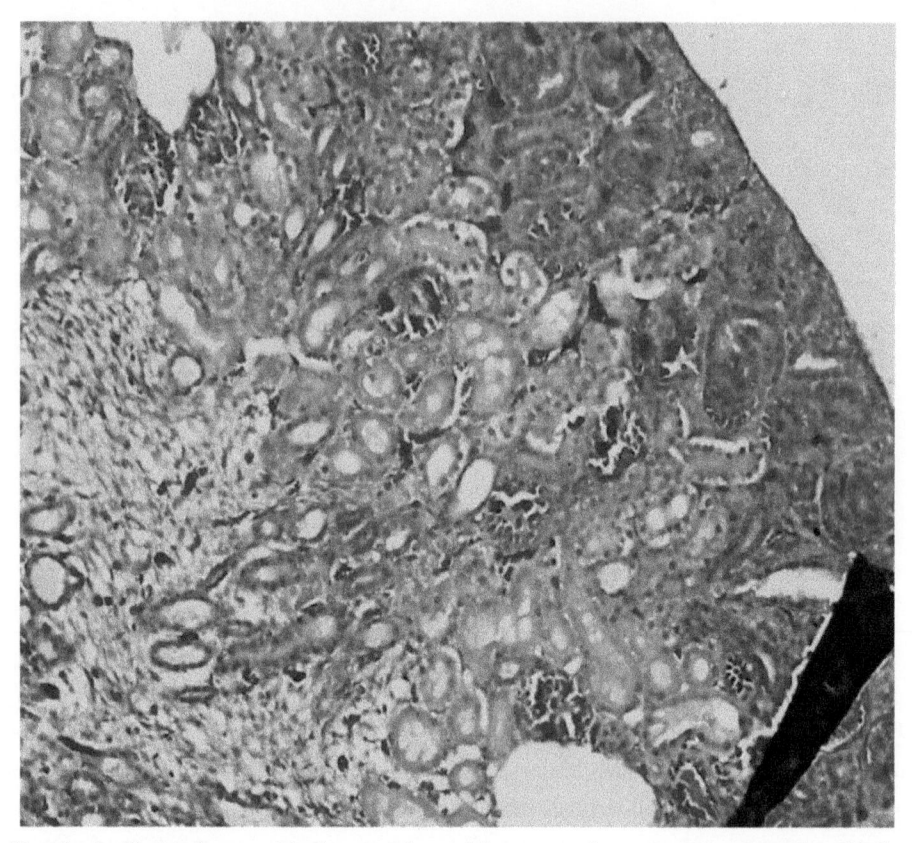

Planche 4 : Photomicrographie du rein néonatal du groupe A montrant le cortex, la médulla, la capsule de Bowman, les glomérules, les tubules contournés proximaux et distaux et les tissus interstitiels. Hématoxyline et éosine (H & E) 200X.

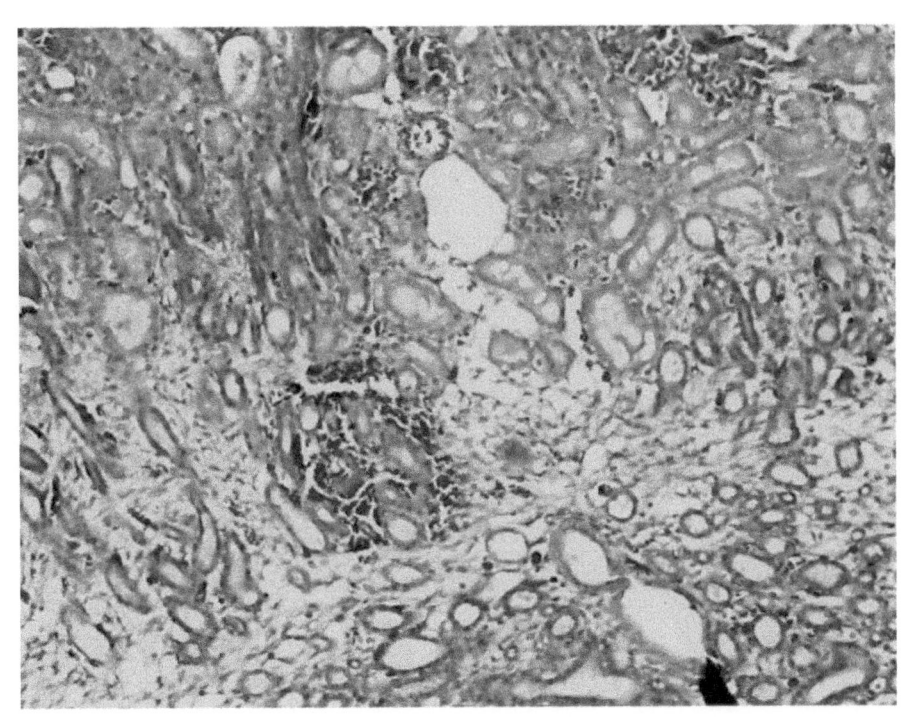

Planche 5 : L'image histologique du rein néonatal du groupe A, dont la mère a été exposée au *Ginkgo biloba à raison de* 3,5 mg/kg/jour, montre un œdème interstitiel léger à modéré avec quelques foyers d'inflammation. Quelques foyers hémorragiques sont également visibles. Les glomérules sont bien définis avec un espace de Bowman normal. L'épithélium tubulaire est intact avec un épithélium normal. Une légère congestion peut également être observée dans les vaisseaux sanguins de la moelle. Aucune fibrose, aucune lésion tubulaire n'est visible. Le cortex semble sans particularité.

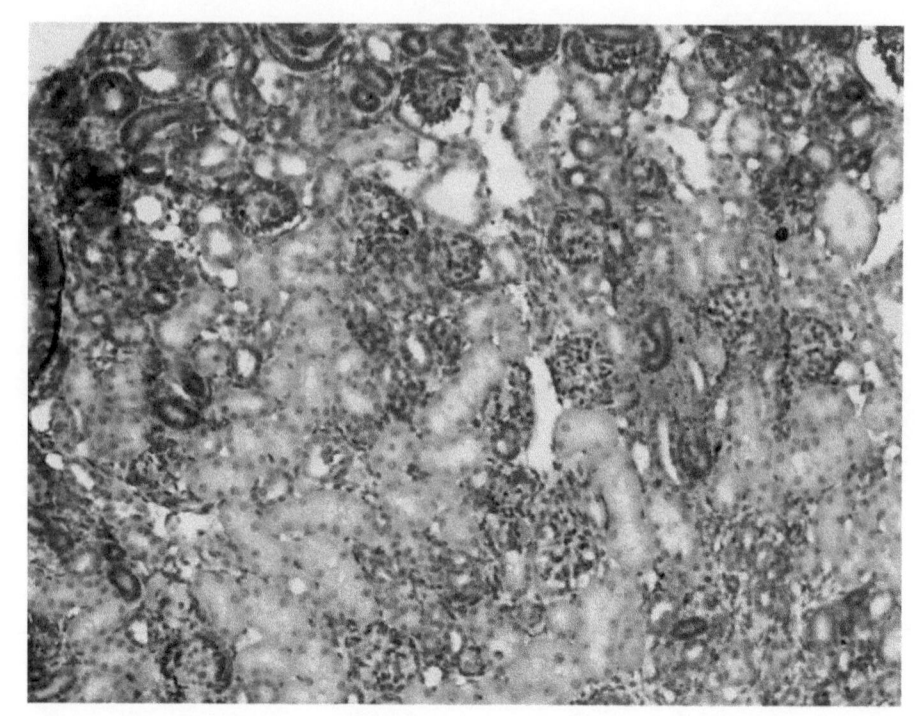

Planche 6 : Photomicrographie du rein néonatal du groupe B montrant le cortex, la médulla, la capsule de Bowman, les glomérules, les tubules contournés proximaux et distaux et les tissus interstitiels. Hématoxyline et éosine (H & E) 200X.

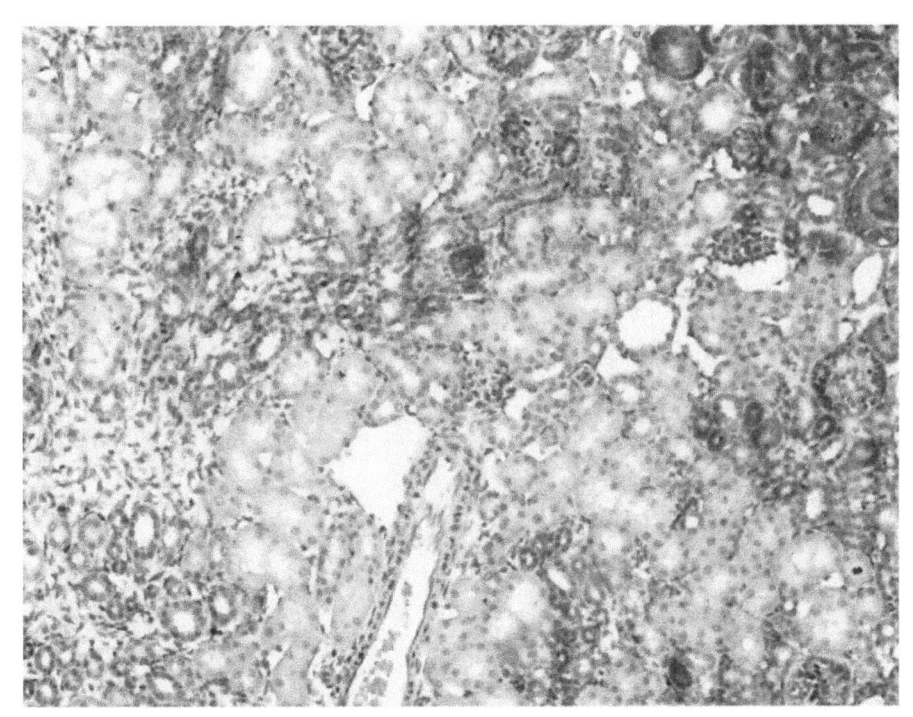

Planche 7 : L'image histologique du rein néonatal du groupe B, dont la mère a été exposée au *Ginkgo biloba* à raison de 7 mg/kg/jour, montre un œdème interstitiel modéré avec de multiples foyers d'inflammation et d'hémorragie. Les glomérules sont bien définis avec un espace de Bowman normal. L'épithélium tubulaire est d'aspect spumeux, plus proéminent dans les tubules covulés distaux. L'épithélium tubulaire présente des changements dégénératifs. Des foyers de fibrose légère peuvent également être observés. Le cortex semble sans particularité.

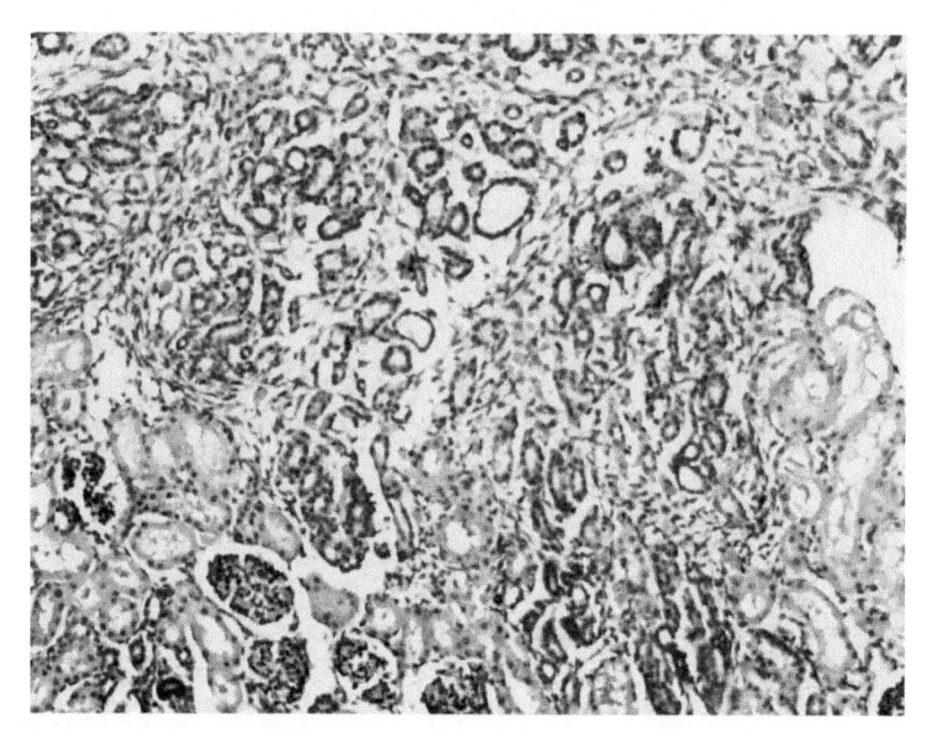

Planche 8 : **Photomicrographie du rein néonatal du groupe C montrant le cortex, la moelle, la capsule de Bowman, les glomérules, les tubules contournés proximaux et distaux et les tissus interstitiels.**

Hématoxyline et éosine (H & E) 200X.

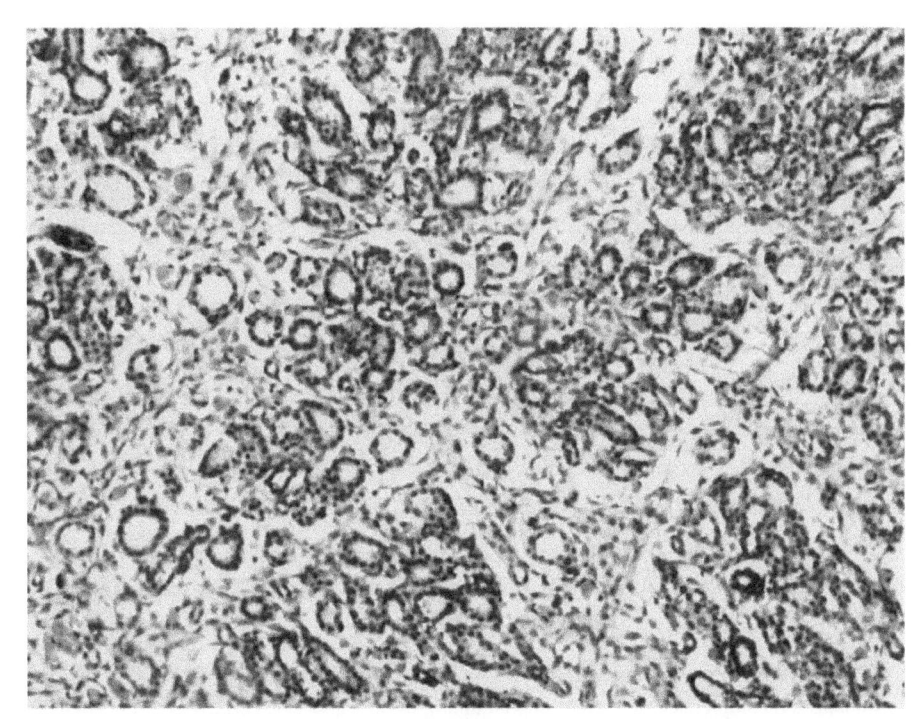

Planche 9 : L'image histologique du rein néonatal du groupe C, dont la mère a été exposée au *Ginkgo biloba* à raison de 14 mg/kg/jour, montre un œdème interstitiel sévère avec de multiples foyers d'inflammation et d'hémorragie. Les glomérules semblent normaux et bien définis. L'épithélium tubulaire est spumeux, plus proéminent dans les tubules covulés distaux. Les cellules épithéliales tubulaires présentent des changements atrophiques marqués avec la perte des noyaux et la diminution de la hauteur des cellules épithéliales. La lumière semble être dilatée. Des modifications fibrotiques précoces sont également observées dans les tubules proximaux.

CHAPITRE 5

DISCUSSION

Il a été observé que les plantes médicinales ont été utilisées traditionnellement à la fois comme médicaments neutracétiques et comme médicaments orientaux. Il a été affirmé que *le Ginkgo biloba* est l'un des médicaments les plus vendus pour stimuler le cerveau en Europe et en Amérique (Stasi et al., 2002 ; Eisenberg et al., 1998 ; Bent., 1999 ; Tesch, 2003), La plupart des effets thérapeutiques bénéfiques du *Ginkgo biloba* semblent provenir de la feuille. La formulation la plus courante est préparée en concentrant 50 parties de feuilles brutes pour préparer une partie d'extrait (Nakanishi et al., 2004). L'EGb 761, un extrait normalisé des feuilles, contient 5 à 7 % de ginkgolides et de bilobalides, collectivement appelés terpènes trilactones, ainsi que 22 à 24 % de flavonoïdes (Katzung, 2004), qui seraient à l'origine des effets bénéfiques *du Ginkgo biloba* sur la santé. Plus de 40 composants du *Ginkgo biloba* ont été isolés et identifiés, dont la ginkgétine, la sciadopitysine et la bilogétine. La préparation de *Ginkgo biloba* la plus couramment utilisée est préparée en concentrant 50 parties de feuilles brutes pour obtenir une partie d'extrait (Katzung.,2004). Les terpènes améliorent la circulation tandis que les flavonoïdes sont neuroprotecteurs (Smith *et al.*, 2004 ; Wollschlaeger *et al.*, 2003 : Organisation mondiale de la santé (OMS) 1999). La toxicité peut être attribuée à ses constituants qui comprennent les acides ginkgoliques, les bilobalides, les biflavones, les cardols, les cardanols et la quercétine (Al-Yahya *et al.*, 2006). Sa graine et son enveloppe externe présentent des activités toxiques dues à la ginkgotoxine et aux acides ginkgoliques.

Il existe des preuves très solides de l'utilisation thérapeutique du ginkgo pour la claudication intermittente (maladie vasculaire périphérique), la démence (y compris la maladie d'Alzheimer), l'insuffisance cérébrovasculaire et les acouphènes. Il existe des preuves solides de son utilisation pour les troubles de la mémoire liés à l'âge, l'amélioration de la mémoire chez les personnes en bonne santé, le mal des montagnes, les vertiges et le syndrome prémenstruel (SPM). Enfin, il existe de bonnes preuves de son utilisation dans la dégénérescence maculaire.

Pendant la grossesse, la principale préoccupation liée à l'utilisation de la feuille de ginkgo concerne son activité antiplaquettaire, comme l'ont montré des études animales. Bien qu'il s'agisse d'une preuve in vitro, on peut craindre que l'utilisation du ginkgo ne prolonge les saignements pendant l'accouchement. Sur la base de cette constatation, il serait prudent d'arrêter l'utilisation du ginkgo quelques semaines avant l'accouchement. En outre, les patients et les cliniciens doivent veiller à ce que les fabricants appliquent les bonnes pratiques de fabrication (BPF) lorsqu'ils choisissent des produits à base de ginkgo, car une série de cas a fait état d'une falsification du ginkgo avec de la colchicine. Pendant l'allaitement, le ginkgo doit être utilisé avec prudence, car il n'y a pas de documentation dans la littérature scientifique concernant sa sécurité pendant l'allaitement. En ce qui concerne les graines de ginkgo, des preuves théoriques suggèrent que les graines de ginkgo crues doivent être évitées pendant la grossesse et l'allaitement, tandis que les graines de ginkgo grillées peuvent éventuellement être sûres si elles sont consommées en quantités alimentaires. Bien que l'usage traditionnel et courant n'ait pas révélé de risques importants liés à la prise de cette plante pendant la grossesse et l'allaitement, il est clair que des recherches plus rigoureuses et bien contrôlées sont nécessaires dans ce domaine. Les cliniciens et les patients doivent également se préoccuper des interactions potentielles entre le ginkgo et de nombreux médicaments délivrés sur ordonnance, en particulier les anticoagulants et les antiplaquettaires. Cette question est d'autant plus importante que son exposition ou sa toxicité peut entraîner des malformations chez les fœtus et les nouveau-nés.

La popularité croissante du *Ginkgo biloba* chez les femmes est due à ses effets agréables sur le syndrome prémenstruel, les symptômes post-ménopausiques et d'autres affections diverses liées à l'appareil reproducteur féminin. Mais il peut provoquer la dégénérescence des ovocytes et réduire la viabilité des spermatozoïdes chez le hamster (Ondrizek et al., 1999a) et chez l'homme (Ondrizek et al., 1999b), inhibant ainsi le processus de fécondation. Son innocuité pendant la période de lactation n'a pas été étudiée de manière approfondie (Dugoua et al., 2006). Cependant, une étude sur des rats n'a pas démontré d'effets toxiques sur le comportement des mères allaitantes (Faria et al., 2006). Il a été observé précédemment que *le Ginkgo biloba,* à des doses de 7 et 14mg/Kg/jour, peut réduire le poids du fœtus à la naissance lorsque les animaux sont traités pendant la période de fœtogénèse et d'organogénèse de la gestation. (Pinto et al., 2007). Cet effet peut être dû à ses effets œstrogéniques (Oh et Chung, 2004), anti-œstrogéniques (Oh et al., 2006) et embryotoxiques (Chan, 2005, 2006 ; Ondrizek et al., 1999a). Certaines études ont montré que les composants des extraits de *Ginkgo biloba* provoquaient des défauts potentiels sur l'ADN des souris, entraînant des effets négatifs sur la fécondation et l'implantation (Chan, 2005, 2006 ; Spinks et O'Neill, 1988. Une autre étude a prouvé son potentiel abortif lorsque des rates enceintes ont été traitées pendant le transit tubaire et la phase d'implantation.

Après administration orale, le *Ginkgo* biloba est excrété soit par les reins (21 %), soit par les poumons (16 %). L'absorption du *Ginkgo biloba* est d'au moins 60 % (Moreau *et al.,* 1988). Après absorption par le placenta (Schroder-van et al., 1998), il pénètre dans le fœtus et comme une grande partie de son excrétion se fait par les reins, il peut affecter la genèse rénale. Aucune littérature spécifique n'est disponible à cet égard.

À notre connaissance, il s'agit du premier rapport évaluant les effets plus complets du *Ginkgo* biloba sur le poids maternel et les études morphométriques et histométriques du développement des reins. Il n'existe aucune littérature concernant les effets du *Ginkgo biloba* sur le développement des reins du fœtus après que les mères aient été exposées au *Ginkgo biloba* pendant la période d'organogenèse.

Dans cette étude, des rats albinos gravides ont été utilisés comme modèle pour observer les effets du *Ginkgo biloba* sur les paramètres histomorphométriques des reins néonataux. Les rats femelles gravides ont été divisés au hasard en quatre groupes, A, B, C et D. La période de gestation chez les rats est de 21 jours et, dans cette étude expérimentale, elle a été divisée en trois trimestres de 7 jours chacun. Dans cet essai, les doses ont été calculées en fonction de la dose humaine la plus élevée : 240 mg/jour, soit 3,5mg/kg/jour pour un homme de 70 kg. Les doses utilisées dans cet essai étaient de 3,5, 7 et 14 mg/kg/jour, administrées dans 1 ml d'eau pendant les deuxième et troisième trimestres de la grossesse (du jour 8th au jour 20)$.^{th}$

Les gains de poids maternels moyens ±SE au cours de chaque trimestre de la grossesse ont été notés et comparés dans les groupes traités A, B, C avec le groupe témoin D (n=7). Au cours du premier trimestre, le gain de poids global moyen ±SE était de 13,3 ±5,1 dans le groupe A, de 12,3 ±3,8 dans le groupe B et de 11,7 ±4,3 dans le groupe C, sans variation significative par rapport au groupe D (12,8 ±4,6). Une tendance similaire a été observée au cours des trimestres suivants, au cours desquels les groupes A, B et C ont été traités. Le gain de poids maternel était non significativement différent dans tous les groupes traités (11±0.01) par rapport au groupe de contrôle non traité (11.04±0.04) à la fin du deuxième trimestre tandis que (16±0.05) dans le groupe traité et 16±0.03 dans le groupe de contrôle à la fin du troisième trimestre. Des résultats similaires ont été observés par Pinto et al, 2007 et Fernandes et al, 2010. De plus, aucune différence significative n'a été observée dans l'estimation de la consommation de nourriture et d'eau entre le groupe témoin et le groupe traité. Aucun signe ou symptôme clinique de toxicité maternelle, comme les tremblements, les changements locomoteurs, la piloérection, les mouvements de tête, les convulsions ou la mort maternelle, n'a été observé dans aucun des groupes traités ou témoins étudiés. Après l'accouchement, l'analyse macroscopique des nouveau-nés n'a révélé aucune malformation congénitale. La moyenne globale ±SE du poids à la naissance des nouveau-nés des rats albinos du groupe A (4,57±0,045) n'était pas significativement différente de celle du groupe témoin (4,69±0,038), mais le groupe B (4,39±0,043) et le groupe C (4,2±0,047) ont montré une réduction significative de manière dépendante de la dose. De même, la longueur moyenne ±SE de la croupe des nouveau-nés des rats albinos du groupe A (6,5±0,028) diffère légèrement de celle du groupe témoin (6,78±0,008), mais la longueur moyenne de la croupe des nouveau-nés du groupe B (6,48±0,057) et du groupe C (6,07±0.034) a montré une réduction significative en fonction de la dose, tandis que la moyenne ±SE pour la circonférence de la tête des nouveau-nés des rats albinos du groupe A (3,2±0,011) n'a pas été significativement différente de celle du groupe de contrôle (3,2±0,011), mais le groupe B (3,1±0,026) et le groupe C (2,9±0,025) ont montré une réduction significative en fonction de la dose. De même, la circonférence abdominale moyenne ±SE des nouveau-nés des rats albinos du groupe A (3,1±0,026) ne diffère pas de celle du groupe témoin (3,1±0,026) mais les nouveau-nés du groupe B (3,4±0,013) et du groupe C (3,6±0,019) ont montré une augmentation significative par rapport au groupe témoin, de manière dépendante de la dose. D'après tous les résultats résumés ci-dessus, on peut clairement supposer que le fœtus a subi un retard de croissance intra-utérin après que la mère a été traitée avec 7 et 14 mg/kg/jour pendant les périodes organogène et fœtogène de la grossesse.

En ce qui concerne les reins néonatals, le poids moyen ±SE des reins néonatals des rats albinos du groupe A (20,8±0,018) ne diffère pas significativement du poids des reins néonatals du groupe témoin (21,75±0,041), mais le groupe B (22,6±0,051) et le groupe C (23,3± 0,052) ont montré une augmentation significative. De même, la moyenne globale ±SE pour la longueur des reins néonatals des rats albinos du groupe A (3,68±0,060) diffère légèrement de la longueur des reins néonatals du groupe témoin (5,27±0,100), mais le groupe B (4,98±0,051) et le groupe C (6±0,027) ont montré une augmentation significative de la taille de manière dépendante de la dose. La moyenne ±SE pour la largeur des nouveau-nés des rats albinos du groupe A (2.95±0.037) ne diffère pas du groupe de contrôle (2.89±0.100) mais le groupe B (3.68±0.060) et le groupe C (3.70±0.060) ont montré une augmentation significative de la taille d'une manière dépendante de la dose. La moyenne ±SE de l'épaisseur de la corticale rénale néonatale du groupe A (0,88±0,017mm) ne diffère pas de celle du groupe témoin (0,80±0,014mm) mais le groupe B (1,21±0,010mm) et le groupe C (1,06±0,011) ont montré une augmentation significative. De même, la moyenne ±SE pour la largeur de l'épaisseur de la médullaire rénale néonatale du groupe A (1,80±0,007) ne diffère pas de celle du groupe témoin (1,89±0,012mm), le groupe B (2,50±0,011mm) et le groupe C (2,81±0,013) ont montré une augmentation de la taille de manière dépendante de la dose.

Le diamètre moyen ±SE des glomérules rénaux des nouveau-nés du groupe A (119±0,017µm) et B (120±0,010pm) ne diffère pas de celui du groupe témoin (120±0,014µm) mais le diamètre glomérulaire rénal néonatal du groupe C (121±0,011 µm) a montré une légère augmentation de taille. De même, la moyenne ±SE de l'espace capsulaire de Bowman du groupe A (10,8±0,004µm) ne diffère pas de celle du groupe témoin (10,8±µm) mais le groupe B (12,5±0,043µm) et le groupe C 14,81±0,021 µm) ont montré une augmentation de la taille de manière dépendante de la dose. La moyenne (±SEM) des reins du diamètre néonatal des tubules proximaux des rats albinos du groupe A (59,93±0,105µm) diffère légèrement du groupe témoin (62,22±0,288µm) mais le diamètre néonatal moyen des tubules proximaux du groupe B (59,71±0,184µm) et du groupe C (55,18±0,102µm) a montré une diminution significative de la taille de manière dépendante de la dose. La moyenne (±SEM) des reins du diamètre néonatal des tubules distaux des rats albinos du groupe A (30,11±0,074µm) ne diffère pas de la largeur moyenne du diamètre rénal néonatal des tubules distaux du groupe témoin (30,27±0,114µm), mais le diamètre néonatal moyen des tubules distaux du groupe B (30,09±0,071µm) et du groupe C (27,47±0,183 µm) a montré une diminution significative de la taille de manière dépendante de la dose.

L'image histologique du rein néonatal du groupe D, dont la mère a servi de groupe témoin, (planches 2 et 3) montre un espace interstitiel normal sans inflammation ni hémorragie. Les glomérules semblent normaux et bien définis. L'épithélium tubulaire est bien défini avec une hauteur cellulaire normale dans les tubules convulsés proximaux et distaux. L'épithélium tubulaire est intact et présente un épithélium normal. L'image histologique du rein néonatal du groupe A, dont la mère a été exposée au *Ginkgo biloba* @ 3,5 mg/kg/jour, planches 4 et 5, montre un œdème interstitiel léger à modéré avec quelques foyers d'inflammation. Quelques foyers hémorragiques peuvent également être appréciés, mais les glomérules sont bien définis avec un espace de Bowman normal. L'épithélium tubulaire est intact avec un épithélium normal. Une légère congestion peut également être observée dans les vaisseaux sanguins de la moelle. Aucune fibrose, aucune lésion tubulaire n'est visible. Le cortex semble être sans particularité. L'image histologique du rein néonatal du groupe B, dont la mère a été exposée au *Ginkgo biloba* @ 7 mg/kg/jour, planches 6 et 7, montre un œdème interstitiel modéré avec de multiples foyers d'inflammation et des hémorragies. Les glomérules sont bien définis avec un espace de Bowman normal. L'épithélium tubulaire est d'aspect spumeux, plus proéminent dans les tubules convulsés distaux. L'épithélium tubulaire présente des changements dégénératifs. Des foyers de fibrose légère peuvent également être observés. Le cortex n'est pas remarquable, mais un léger amincissement peut être observé. L'image histologique du rein néonatal du groupe C, dont la mère a été exposée au *Ginkgo biloba* @ 14 mg/kg/jour, Plat 8 et 9, montre un œdème interstitiel sévère avec de multiples foyers d'inflammation et d'hémorragie. Les glomérules semblent mal définis avec des touffes de capillaires disposées de façon irrégulière. L'espace de Bowman semble augmenté en raison de l'aplatissement de l'épithélium de revêtement et de l'œdème autour des capillaires. L'épithélium tubulaire est spumeux, plus proéminent dans les tubules covulés distaux. Les cellules épithéliales tubulaires présentent des changements atrophiques marqués avec la perte des noyaux et la diminution de la hauteur des cellules épithéliales.

La lumière semble dilatée. Des modifications fibrotiques précoces sont également observées dans les tubules proximaux. Le cortex est préservé avec une légère réduction de son épaisseur. Tous ces changements suggèrent des changements dégénératifs précoces qui peuvent être dus à l'effet direct du *Ginkgo biloba* ou de ses métabolites. Mais l'adultération des plantes médicinales, comme l'ajout de colchicine, peut également être responsable de ces changements atrophiques et dégénératifs. Les cellules rénales étant immatures, leur exposition à des substances toxiques peut entraîner leur destruction. Les effets sont plus importants sur l'interstitium, les tubules proximaux et distaux et les vaisseaux sanguins, la capsule de Bowman est préservée car elle est résistante à la toxicité.

CHAPITRE 6

RÉSUMÉ

Le ginkgo biloba (un produit à base de plantes), utilisé dans la cuisine orientale et comme médicament folklorique dans le traitement de diverses affections, en particulier la démence, a été évalué pour ses effets sur la toxicité reproductive chez les femelles pendant la grossesse et son effet sur la croissance fœtale en termes de poids à la naissance chez les rats albinos. Les paramètres histomorphométriques des reins néonataux ont également été enregistrés afin d'étudier ses effets sur la genèse rénale lorsque les fœtus y sont exposés pendant la période d'organogenèse. Au total, vingt-huit rats albinos femelles adultes en gestation ont été répartis en quatre groupes A, B, C et D. Chaque groupe comptait sept femelles en gestation. *Le ginkgo biloba* a été administré par gavage oral à raison de 3,5, 7 et 14 mg/kg/jour en une seule dose aux groupes A, B et C respectivement, tandis que le groupe D a servi de contrôle et a reçu 1 ml d'eau au lieu du médicament. Le médicament a été administré du 8th au 20th jour de gestation, en plus de la nourriture et de l'eau.

Les nouveau-nés ont été recueillis et pesés après l'accouchement au jour 1st. L'analyse macroscopique n'a détecté aucune malformation congénitale. Les paramètres morphologiques tels que la circonférence de la tête, la longueur de la couronne et la circonférence abdominale ont été mesurés à l'aide d'un ruban à mesurer. Après euthanasie, les nouveau-nés ont été disséqués, les reins ont été prélevés et conservés dans un tampon neutre de formaldéhyde. Après le prélèvement des échantillons, les paramètres morphologiques (forme, taille et poids) ont été mesurés à l'aide d'un pied à coulisse de Vernier, tandis que les paramètres histométriques (diamètre cortical et médullaire, capsule de Bowman, glomérules, tubules contournés proximaux et distaux) des reins néonatals ont été enregistrés à l'aide du système d'analyse d'images Image J® version 1.47v. Les caractéristiques histologiques des reins ont été observées au microscope optique (X400) après coloration des lames à l'hématoxyline et à l'éosine.

L'analyse statistique n'a pas montré de différence significative dans la prise de poids moyenne chez les mères albinos enceintes, traitées avec des extraits de *Ginkgo biloba* à des concentrations de 3,5, 7, 14 mg/kg/jour au cours des deux derniers trimestres de la grossesse, par rapport au contrôle (p,0.05).

L'analyse statistique des paramètres morphologiques des reins néonataux (poids et longueur) était significativement (p< 0,05) plus élevée dans le groupe traité, en particulier dans le groupe C traité avec 7mg/kg/jour, par rapport au groupe témoin, tandis que la largeur n'était pas significative (p>0,05) dans le groupe traité par rapport au groupe témoin. La couleur, la forme et la consistance étaient normales chez les nouveau-nés albinos du groupe traité et du groupe témoin. Les paramètres histologiques, à savoir l'épaisseur du cortex rénal et de la médullaire, le diamètre des tubules contournés proximaux et distaux, le diamètre de la capsule de Bowman et des glomérules du groupe traité, en particulier avec 14 mg/kg/jour, étaient significativement différents (p<0,05) de ceux du groupe témoin.

Les données obtenues dans la présente étude montrent que l'administration orale de *Ginkgo biloba* à raison de 3,5, 7 et 14 mg/kg/jour pendant les deuxième et troisième trimestres de la grossesse a un effet négatif sur la genèse rénale en termes de caractéristiques histomorphométriques des reins. En outre, il évalue les effets sur la toxicité maternelle, mais il n'y a pas eu de changement dans la prise de poids de la mère et aucun signe de toxicité n'a été observé. Ainsi, l'innocuité du produit pour les mères pendant la grossesse est prouvée, mais ses effets sur la genèse rénale sont délétères.

RÉFÉRENCES

Al-Yahya A.A., A.A.Al-Majid, A.M.AlBekhairi,O.A.Alshabanah and S. Qureshi.2006.Studies on the reproductive, cytological and biochemical toxicity of *Ginkgo Biloba* in Swiss albino mice. J. Ethnopharmacol. 107:222-228.

Allais.G.,G.D'Andrea,M.Maggio et C.Benedetto.2013.L'efficacité du ginkgolide B dans le traitement aigu de la migraine avec aura : un essai préliminaire ouvert.Neurol. Sci.34:161-163.

Ashton, A.k. et S.Gupta.2000. Antidepressant-induced sexual dysfunction and *Ginkgo biloba.Am.* J.Pscychiatry.4 : 22-31.

Bancroft, J.D., C.Layton et S.K.Suvarna. 2013. Bancroft's theory and practice of histological techniques. Churchill Livingstone Londres. pp:303-330.

Barrett, S.C.H. 2002. L'évolution de la diversité sexuelle des plantes". Nature Reviews Genetics. 3 : 274284.

Bent. 1999. Commentaire : Adultration in herbal products : dangerous and decemyful (Adultration dans les produits à base de plantes : dangereux et trompeur). West J. Med. 170 : 259-260.

Billia ,A.R.2002.*Ginkgo biloba* L.6ème édition. Theime New York. Pp : 445-456.

Birks, J. et G. Evans. 2014. *Ginkgo biloba* pour les troubles cognitifs et la démence. National Center for Complementary and Integrative Health, US National Institutes of Health. Base de données Cochrane des revues systématiques 1 : 3120-3129.

Brenner, E.D., M.S.Katari, D.W.Stevenson , S.A.Rudd , A.W.Douglas et W.N. Moss.2005. EST analysis in *Ginkgo biloba :* an assessment of conserved developmental regulators and gymnosperm specific genes (analyse des EST dans le *Ginkgo biloba :* évaluation des régulateurs de développement conservés et des gènes spécifiques aux gymnospermes). Genomics . 6 : 143-152.

Bruce, J.D., S.C.Shiflett, N.Feiwel, R.J.Matheis, O.Noskin, J.A.Richards et N.E.Schoenberger. 2000. *Ginkgo biloba* extract : Mechanisms and clinical indications. Arch.Phys. Med.rehabil. 5 : 668-678.

Carlson,J.J., J.W.Farquhar,K.Berra .2007.Safety and efficacy of a *ginkgo biloba-containing* dietary supplement on cognitive function, quality of life, and platelet function in healthy, cognitively intact older adults.J.AM.Diet.Assoc.8:22-28.

Cieza, A., et P.Maier et E.Popple, .2003.Effects of *Ginkgo biloba* on mental functioning in healthy volunteers. Arch. Med. Res.34:373-381.

Chan, W. H. 2006. Ginkgolides B induit l'apoptose et des lésions développementales dans les cellules souches embryonnaires et les blastocystes de souris. Hum. Reprod. 21 : 2985-2995.

Chan,W.H. et N.H.Shiao.2009.Effets nocifs du ginkgolide B sur la maturation des ovocytes de souris, la fécondation et le développement fœtal *in vitro* et *in vivo*. Toxicol. Letters. 188:63-69.

Chahoud,I., A. Ligensa, L. Dietzel et A.S. Faqi.1999.Corrélation entre la toxicité maternelle et les effets sur l'embryon/le fœtus.Reprod.Toxicol.13 : 375-381.

Cohen,A.J.et B. Bartlik. 1998. *Ginkgo biloba* for antidepressant-induced sexual dysfunction. J Sex Marital Ther. 24 : 139-143.

Cooper, C., R.Li, C. Lyketsos et G.Livingston. 2013. Treatment for mild cognitive impairment : systematic review. Br. J. Psychiatry. 203 : 255-264.

Dong,L.Y.,l. Fan,G.F.Li, Y.Guo, J.Pan et Z.W. Chen. 2004 : Anti-aging action of the total lactones of ginkgo on aging mice (Action anti-âge des lactones totaux du ginkgo sur les souris vieillissantes). Yao Xue Xue Bao.39 : 176-179.

Dugoua, J.J, E.Mills, D.Perri, G.Koren. 2006. Sécurité et efficacité du *Ginkgo biloba* pendant la grossesse et l'allaitement. Can J Clan Pharmacol. 13 : 277-84.

Eisenberg, D.M, R.B. Davis, S.L.Ettner, S.Appel, S.Wilkey et M.V.Rompay.1998. Trends in alternative medicine use in United States, 1990-1997 : results of a follow-up national survey. JAMA ; 280 : 1569-1575.

Eli.R et J.A.Faciano. 2006. Un traitement préventif complémentaire pour le cancer : La lumière ultraviolette et le *ginkgo biloba,* associés à d'autres antioxydants, constituent une option thérapeutique sûre et puissante, mais largement ignorée, pour la prévention du cancer. Méd. Hypothèses. 66 : 1152-1156.

ElMazoudy R.H. et A.A.Attia. 2012.Efficacy of *Ginkgo biloba* on Vaginal Estrous and Ovarian Histological Alterations for Evaluating Anti-Implantation and Abortifacient Potentials in Albino Female Mice. Develop. Reprod.Toxicol. 95:444-459.

Ernst, E. 2002. Produits phytothérapeutiques pendant la grossesse : sont-ils sûrs ? Int J Gynaecol Obstet. 109 : 227-235.

Ernst, E., Clement, Y.N., I.Onakpoya et S.K.Hung,. 2011. Effects of herbal and dietary supplements on cognition in menopause : a systematic review (Effets des compléments alimentaires et à base de plantes sur la cognition pendant la ménopause : une revue systématique). Marturitas ; The European menopause Journal.68 : 256-263.

Esposito.M., et M.Carotenuto.2011.Efficacité du complexe de ginkgolide B pour une brève prophylaxie de la migraine chez les enfants d'âge scolaire : une étude ouverte. Neurol. Sci. 32:79-81.

Faria.D.,L.V. Borges,V.M.Peters,J.E Reis,L.C.Ribeiro et O.Guerra.2008. Développement postnatal des petits de rats allaitants traités au *Gingko biloba*. Pytother. Res.22 : 185-189.

Fernando, M.,A.L.Kindzelskii,B.N.Zerawych, M.B.Ksebati, H.R. Petty, L.M.Hryhorczuk et S.Mobashery.2001. Identification de la colchicine dans le sang placentaire de patientes utilisant des médicaments à base de plantes. Chem. Res. Toxicol. 14:1254-1258.

Fernandes,E.S., R.M.Pinto et M.O.Guerra.2010. Effets de l'extrait de *Ginkgo biloba* sur le développement embryonnaire et fœtal chez les rats Wistar. Reprod.Toxicol.73 : 45-56.

Gardner, C.D., J.L.Zehnder,A.J. Rigby,J.R. Nicholus et J.W.Farquhar.2007. Effet du *Ginkgo biloba* (EGb 761) et de l'aspirine sur l'agrégation plaquettaire et l'analyse de la fonction plaquettaire chez les adultes âgés à risque de maladie cardiovasculaire : un essai clinique randomisé. Blood Coagul Fibrinolysis.18 : 787-793.

Hatano, K.I., T.Miyakawa, Y. Sawano, M.Tanokura.2011. Antifungal and Lipid Transfer Proteins from Ginkgo *(Ginkgo biloba)* Seeds *(*Protéines de transfert antifongique et lipidique des graines de Ginkgo *(Ginkgo biloba)*. Nuts and Sds in Health and Disease Prevention.pp : 527-534.

Hilton, M.P., E.F.Zimmermann et W.T.Hunt, 2013.Ginkgo *biloba* for tinnitus. The Cochrane Database Sys. Rev. 3 : 3852-3866.

Kobayashi, D., T. Yoshimura, A.Johno, M.Ishikawa, K. Sasaki et K. Wada.2015. Diminution de la concentration de pyridoxal -5'- phospahate et augmentation de la concentration de pyridoxal dans le plasma de rat par l'administration de 4'-O-méthylpyridoxine. Nutr. Res. 35 : 637-642.

Huang.W., O.Deng, B.Xie,J.Shi, F. Huang, B.Tian,O.Huang et S.Xue. 2012. Purification et caractérisation d'une protéine antioxydante issue des graines de *Ginkgo biloba*. Moecules.17:14778-14794.

Iris, F.F. et S.W.Galor. 2011. Herbal Medicine, Biomolecular and Clinical Aspects, Oxidative Stress and Disease, 2e édition. Boca Raton, CRC Press. ISBN-13 : 978-981.

Johnson,S.k.,B.J.Diamond,S.Rausch,M.Kaufman S.C.Shiflett et L.Graves.2006.The effect of *Ginkgo biloba* on functional measures in multiple sclerosis : a pilot randomized controlled trial. Explore (NY).2:19-24.

Kang, B.J., M.D.Kim,S.J.Lee et M.J.Jo. 2002. Placebo-controlled, double-blind trial of *Ginkgo biloba* for antidepressant-induced sexual dysfunction. Eur. Neuropsychopharmacol.y3:177-180.

Katzung BG.2004. Pharmacologie fondamentale et clinique. 9th édition. Boston : Mc Graw Hill. :1080- 1081.

Kennedy, D.O., A.B. Scholey et K.A. Wesnes.2003.Modulation de la cognition et de l'humeur suite à l'administration de doses uniques de *Ginkgo biloba, de* ginseng et d'une combinaison ginkgo/ginseng à de jeunes adultes en bonne santé. Physiology and Behavior.75:739-751.

Koch.E.,M.Noldner et J.Lushner.2013.Toxicité reproductive et développementale de l'extrait spécial de *Ginkgo biloba* EGb 761® chez la souris.Phytomed.21:90-97.

Koch, E., 2005 : Inhibition de l'agrégation des thrombocytes humains induite par le facteur d'activation des plaquettes (PAF) par les ginkgolides : considérations sur les complications hémorragiques possibles après l'ingestion orale d'extraits de *Ginkgo biloba*. Phytomedicine. 12:10-6.

Laws, K.R, H.Sweetnam et T.K. Kondel. 2012. *Le Ginkgo biloba* est-il un améliorateur cognitif chez les personnes en bonne santé ? A meta-analysis. Hum Psychopharmacol (Meta-analysis). 27 : 527-533.

Lepoittevin, J. P., C.Benezra et Y. Asakawa.1989. Allergic contact dermatitis to *Ginkgo biloba* L. : relationship with urushiol. Arch. Dermatol. Res. 28 : 227-230.

Li, H.T.,J.H.Liu et Z.H.U. Qui. 2005. Observation clinique sur le traitement de l'insomnie sénile par la thérapie d'application sur l'acupoint Shenque avec la préparation de feuilles de gingko : un rapport de 25 cas. Journal of Chinese Integrative Medicine : 3 : 124-135.

Li, W., F. Trovero, J.Cordier, Yan Wang, K. Drieu, V.Papadopoulos. 2003. Prenatal exposure of rats to *Ginkgo biloba* extract (EGb 761) increases neuronal survival/growth and alters gene expression in the developing fetal hippocampus. Developmental Brain research. 2:169180.

Logani, S., M.C.Chen, T.Tran, T.Le.R. B.Raffa. 2000. Actions of *Ginkgo Biloba* related to potential utility for the treatment of conditions involving cerebral hypoxia. Life Sci. 67:1389-96.

Mahadevan, S. et Y.Park. 2008. Multifaceted therapeutic benefits of *Ginkgo biloba* L. : chemistry, efficacy, safety, and uses. J. Food Sci. 73:14-19.

Mahadevan, S., Y.Park et Y. Park. 2008. Modulation of cholesterol metabolism by *Ginkgo biloba* L. nuts and their extract. Food Res. International. 41 : 89-95.

Mancuso, C. R.Siciliano,E.Barone et P.Preziosi.2012. Natural substances and Alzheimer's disease : from preclinical studies to evidence based medicine (substances naturelles et maladie d'Alzheimer : des études précliniques à la médecine fondée sur des preuves). Biochimica et Biophysica Acta 1822 : 616-24

Mazanov,J., D.Mathew,C.Jameset F.L.Mai.2013.Substance use to enhance academic performance among Australian university students. Performance Enhancement and Health. 2:110-118.

Moreau, J.P., C.R.Eck, J. McCabe et S.Skinner.1988. Absorption, distribution et excrétion de l'extrait de feuille de *Ginkgo biloba* étiqueté chez le rat. Rokan : 37-45

Oh,S.M. et K.H. Chung.2004. Estrogenic activities of *Ginkgo biloba* extracts.Life Science.74:1325-1335.

Oh,S.M. et K.H.Chung. 2006.Antiestrogenic activities of *Ginkgo biloba* extracts. J.Steroid Biochem.Mol.biol.100:167-176.

Ozgoli.G., E.A.Selslei, F.Mojab et H.A.Majid. 2009.A randomized, placebo-controlled trial of Ginkgo biloba L. in treatment of premenstrual syndrome.J.Altern Complement Med.15:845-851.

Ondrizek,R.R.,J.C.Phillip,C.P.William et A.King.1999.Une étude de médecine alternative sur les effets des plantes sur la pénétration des ovocytes de hamster sans zone et l'intégrité de l'acide désoxyribonucléique des spermatozoïdes.F ertil.Steril .71.517-522.

Paulus,W.E., M. Zhang,E.Strehler, N.Reeka et K.Sterzik.2002. Application of *Ginkgo biloba* in assisted reproduction therapy..Fertil.Sterilty .78 : pp.S124.

Petty, H.R., M.Fernando, M.B.Ksebati, S. Mobashery. 2001. Identification de la colchicine dans le sang placentaire à l'aide de plantes médicinales. Chem. Res. Toxicol. 14 : 1254-1258.

Pinto, R.M., E.S.Fernandes, J.E. Reis, V.M.Peters et M.O.Guerra.2007. Retard de croissance intra-utérin après administration prénatale de *Ginkgo biloba* à des rats. Reprod. Toxicol. 23 : 480485.

Plotnik et Arthur. 2000. The Urban Tree Book : An Uncommon Field Guide for City and Town 1e éd. New York : Three Rivers Press. p. 202-212.

Raven, P. H., F.Ray, Evert et E.E.Susan. 2005. Biologie des plantes. 7ème édition. New York : W. H. Freeman and Company. pp. 429-430.

Rudge, M.V.C, D.C.Damasceno, G.T.Volpato, F.C.G. Almeida et I.P.Lemonico. 2007. Effets du *Ginkgo biloba* sur les résultats de la reproduction et le stress oxydatif des biomarqueurs. Brazilian Journal of Medical and Biological research 40:1095-1099.

Sarris.J., P.Alexander,S.Isaac, S.Con et S.Andrew.2011.Herbal medicine for depression, anxiety and insomnia : Une revue de la psychopharmacologie et des preuves cliniques. Eur. Neuropsychopharmacol.21:841-860.

Schotz et Karl. 2004. Quantification des urushiols allergènes dans les extraits de feuilles de *Ginkgo biloba*, dans les extraits simples en une étape et dans le matériel manufacturé raffiné (EGb 761). Phytochem.Anal.15:1 -8.

Schroder-van der Elst JP, Van Der Heide D, Rokos H, M. D. Escobar, G.Kohrle. 1998. Synthetic flavonoids cross the placenta in the rat and are found in fetal brain. Am J Physiol Endocrinol. Metab. 27 : 253-256.

Seupaul, R.A, J.L. Welch, S.T.Malka et T.W.Emmett. 2012. Pharmacologic prophylaxis for acute mountain sickness : a systematic shortcut review. Ann. Emerg.Med. 59 : 307-317.

Shah, Z.A., P.Sharma et S.B.Vohora. 2003. *Ginkgo biloba* normalizes stress-elevated alterations inbraincatecholamines, serotonin and plasma corticostrone levels. EurNeuropsychopharmacol. 13(5):321-5.

Smith, J.V, et Y.Luo. 2004. Études sur les mécanismes moléculaires de l'extrait de *Ginkgo biloba*. Appl Microbiol Biotechnol. 64:465-72.

Stasi, D., G.P. Oliveira, M.A. Carvalhaes, O.S. Tien, S.H. Kakinami et M.S. Reis. 2002. Medicinal plants popularly used in the Brazilian Tropical Atlantic Forest (Plantes médicinales couramment utilisées dans la forêt tropicale atlantique brésilienne). Fitoterapia. 73 : 69-91.

Tan, M.S., J.T.Yu,C.C,Tan, H.F. Wang, X.F. Meng, C.Wang, T. Jiang,X.C. Zhu et L. Tan, L. 2015. Efficacité et effets indésirables du *Ginkgo biloba* pour les troubles cognitifs et la démence : A Systematic Review and Meta-Analysis. J. Alzheimer's Dis. 43 : 589- 603

Taylor, N.Thomas et L.Edith. 1993, The Biology of Evolution of Fossil Plants, Prentice Hall, New Jersey, pp. 636-643.

Tesch,B.J. 2003. Herbs commonly used by women : an evidence-based review (Les plantes couramment utilisées par les femmes : un examen fondé sur des preuves). A J Obstet Gynaecol. 188:S44-55.

Usai.S.,L.Grazzi et G.Bussone. 2011. Gingkolide B comme traitement préventif de la migraine chez les jeunes : résultats à 1 an de suivi. Neurol. Sci. 32 : 197-199.

Weber.w. et N.Sanford.2007Complementary and Alternative Medical Therapies for Attention-Deficit/Hyperactivity Disorder and Autism.Ped. Clin.North Americ. 54 : 983-1006 .

Weinmann, S., S.Roll, C.Schwarzbach, C.Vauth et S.N.Willich. 2010. Effects of *Ginkgo biloba* in dementia : systematic review and meta-analysis".BMC Geriatr. 17 : 10-14.

Wollschlaeger, M. Blumenthal et Brinkman. 2003. The ABC, clinical guide to herbs. American Botanical Council Austin, Texas. Thieme New York. pp : 185-200.

Organisation mondiale de la santé (OMS). 1999. Folium *Ginkgo*. Dans les monographies de l'OMS sur des plantes médicinales sélectionnées, vol. 1. Genève : Organisation mondiale de la santé ; 1999. p. 154-67.

Wu.Y.N.,C.H.Liao,K.C.Chen, S.P.Liu et H.S. Chiang. 2015. Effet de l'extrait de *Ginkgo biloba* (EGb-761) sur la récupération de la dysfonction érectile dans le modèle bilatéral de lésion du nerf caverneux chez le rat. Urology. 85:1214-1216.

Yallapragada, P.R., M. K. Velaga. 2015. Effet de l'extrait de *Ginkgo biloba* sur le stress oxydatif induit par le plomb dans différentes régions du cerveau du rat. J. Environ. Pathol. Toxicol. Oncol. 34 : 161-173.

Yeh,K.Y., F.P.Hsiao, K.Krishna,F.L.Shih,S.W.Leang,L.H.Jen et F.T.Yuan.2008. *Ginkgo biloba* extract enhances male copulatory behavior and reduces serum prolactin levels in rats.Hormones and Behaviour.53:225-231.

Yeh,K.Y.,C.H.Wu,Y.F.Tsai.2011.Le traitement au *Ginkgo biloba* augmente la copulation mais pas l'activité nNOS dans l'aire préoptique médiane chez les rats mâles. Neuroscience Letters.18:182-186.

Yi,N.W.,H.L.Chun,C.C.Kuo,P.L.Shih et S.C.Han.2015.Effet de l'extrait de *Ginkgo biloba* (EGb-761) sur la récupération de la dysfonction érectile dans le modèle de rat de lésion bilatérale du nerf caverneux.Urology.85:7-15.

Zehra. U., M.Tahir et K.P.Lone.2010.*Ginkgo biloba* induced malformations in mice. J. Coll. Physicians. Surg. Pak.20:117-121.

Zeng, X., M.Liu, Y.Yang, Y.Li et K. Asplund.2005. *Ginkgo biloba* pour les accidents vasculaires cérébraux ischémiques aigus. Cochrane Database Syst. Rev.4 : 3691-3698.

More Books!

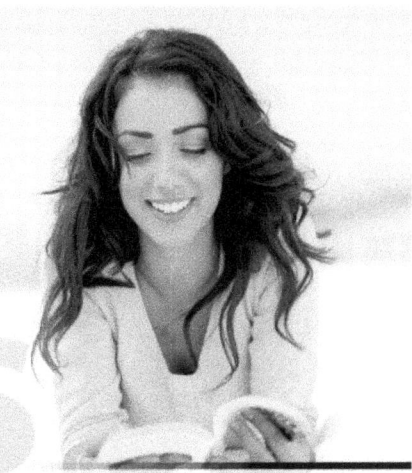

I want morebooks!

Buy your books fast and straightforward online - at one of world's fastest growing online book stores! Environmentally sound due to Print-on-Demand technologies.

Buy your books online at
www.morebooks.shop

Achetez vos livres en ligne, vite et bien, sur l'une des librairies en ligne les plus performantes au monde!
En protégeant nos ressources et notre environnement grâce à l'impression à la demande.

La librairie en ligne pour acheter plus vite
www.morebooks.shop

info@omniscriptum.com
www.omniscriptum.com

OMNIScriptum